まずはここから！

多 職 種 連 携

香川大学医学部医学教育学講座教授/医学部教育センター長 **横平政直** 監修

香川大学医学部地域医療共育推進オフィス特命教授 **駒澤伸泰** 著

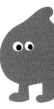

中外医学社

●登場人物紹介●

黒澤先生
讃岐医科大学医学教育学講座の教員．「実況中継，心肺蘇生」や「実況中継，麻酔科研修シリーズ」では北大阪医科大学に在籍していたが，この度赴任した．

国政先生
讃岐医科大学看護学部教員．かつて黒澤先生と同じ大学で看護学生として学んでいた．病院看護師の教育にも携わっている．患者安全・医療安全の観点からも多職種連携教育に興味がある．

桑野さん
讃岐医科大学看護学部4回生．バスケットボール部の所属で，チームスポーツを通じて医療もチーム性が大切ではないかと考えている．

中山さん
讃岐医科大学医学部6回生．サッカー部は既に引退し，現在は診療参加型臨床実習の真っただ中である．様々な地域医療の場面で多職連携の大切さを感じ始めている．

藤田さん
讃岐医科大学医学部6回生．ラグビー部で様々なケガをして手術経験豊富である．将来は外科系に進みたいと考えているが，手術室のきびきびとした連携を見ながら，多職種連携を学びたいと考えている．

菊田さん
讃岐医科大学看護学部4回生．地域医療研究会に所属し，将来は保健師として地域包括ケアシステムという医療・保健・福祉に貢献したいと考えている．

監修の言葉

　この本を手に取る方は，学生さんや様々な医療関連領域のプロフェッショナルが中心となるかと思います．それぞれの職領域において，「私は1人であらゆることに対応できるスーパー○○師になる！」とこれまでに意気込んだことのある方は多いのでしょうか．しかし，現実は，自分1人のみの力で完遂できる医療はごくわずかであることに，これから気付く（or 徐々に気付いた）と思います．患者さんの病を含めた人生そのものを救うためには多数のプロフェッショナル集団が連携して取り組むことが必要不可欠であるからです．

　小学校時代に「社会」について，「社会の最小単位は家族である」と学びました．家族は個人の集まりですが，家族の中では個人それぞれが役割を担っています．「お父さんなんかいらない！」という子供がいた場合，お父さんがいなくなると家族は平和になるでしょうか．お父さんの害の大きさにもよりますが，お父さんがいなくなった場合は，少なからず残った家族で，お父さんの役割を分担しあわなければなりません．その時に初めてお父さんが担っていた役割に気付いても遅く，理解不足だったことを感じるわけです．他者の理解は家族内のみではなく，社会のスケールが大きくなるほど重要ですが，現代の世界では，残念ながらうまく行っているとは言えません．

　多職種連携の難しさはここにあります．現代は専門性の進んだ専門細分化時代ですが，細分化するほど「自分の領域」を意識するようになり，領域外の仕事は適した部署・担当に「パス」して，その後は開放された気分になりがちです．これは他者理解とは相反する態度となります．自分以外の職種（他職種）を本当に理解できているでしょうか．「本当に理解」とはなんだ？という疑問がでるかもしれませんが，その答えは他職

種の活動に対して，完全に共感できるかどうかにあると考えます．共感があれば，「パス」ではなく，一緒に取り組む姿勢があらわれます．他職種への共感は多職種連携活動の基本精神であり，すべての連携活動の始まりとも言えます．そのため，現在の学生医学教育においても多職種連携に関して非常に重要視され全国的に導入が進んでいます．

　本書は多職種が医療社会においてどの様に機能し，共働して大きな問題に立ち向かい，解決するのか，などについて読みやすく書かれています．本書を通じて多職種連携の効果とその力の持つ将来への希望を理解していただき，人々の人生すべてを救う医療を担うことのできるスーパー○○師が多く誕生することを祈ります．

　　　2023年7月吉日
　　　　　香川大学医学部医学教育学講座教授／医学部教育センター長
　　　　　横平政直（Masanao Yokohira）

目 次

■ **プロローグ** 1

序 **未来に対応できる「連携」教育のために**
～学修者目線で「連携」とは何かを問い直す～ 3

　　将来の医療現場で活用できる多職種連携とは？ 7

第1話 **様々な医療職はいかにして生まれたのか？**
何が専門職を認定しているのか？ という基本を考える 10

　　多職種連携教育の課題 10
　　職種分業化の原因，そして我々は何をもって免許を与えられているか？ 12
　　法律により資格免許が与えられ，それぞれの免許でできることが示されます 14
　　専門職分化は社会のニーズから生まれました 15

第2話 **専門職分化の意義を理解した上で，「連携」の必要性を考える**
～専門職分化により医学医療は発展してきた．次は，他の専門
職といかにして協働・連携をするかがポイント～ 17

　　「専門職分化・診療科分化により医学医療は進歩してきた」のは否定できない事実 ... 17
　　多職種連携の前に自職種内での連携を意識することが大切ではないか 20
　　専門職分化・診療科分化の欠点を考えよう 21
　　同一職種内でも「連携」スキルがないと，学びのプロセスが阻害され，成長できません ... 23

第3話 **患者安全・医療安全から生まれた「チーム医療」**
～患者・社会のための医療は全職種共通～ 25

　　最初に多職種連携教育を導入したのは英国―ブリストル王立小児病院事件― 25
　　チーム医療（多職種協働）の概念から活性化した多職種連携教育 28
　　多職種連携教育の歴史と展開 29

第4話	**STEP1: まずは同一職種内・診療科間の連携を考えてみよう** 〜まずは同職種同学部の仲間，指導者との連携を考えよう〜	31
	まずは同級生・同僚内のチーム育成を考えてみよう	31
	職種内（診療科内・病棟内）での連携を考えてみよう	33
	多職種連携教育'意識'の前に自職種内の「連携スキル」を修得することが大切	35

第5話	**STEP2: 次に，職種間連携を考えてみよう** 〜身近な「部署内」の他職種との連携を考える〜	38
	職種間の齟齬を生む原因（多職種連携を阻害する要因）を考える	38
	その「医療チームの目標は何か」を共有する	41
	職種間トラブルが発生したら，それを多職種連携に活かす姿勢が大切	42
	「仲良く」しているのが「多職種連携」か？　プロの連携を考える	43

第6話	**STEP3: そして，部署間連携を考えてみよう** 〜少し距離のある他部署との連携を考える〜	45
	部署同士のつなぎ目が最も危険―手術患者を例に―	45
	部署間連携を高めるために必要なこと〜小さなことからコツコツと〜	48
	「部署内の多職種連携」から「部署間連携」へ拡大していく	49

第7話	**STEP4: その上で，地域包括ケアシステム（保健・医療・福祉）の連携を考えると全体が見える**	51
	「患者さんが，どのような治療・回復・社会復帰のステージを進んでいくのか」を把握していくことが大切	51
	病診連携レベル・地域包括ケアシステムレベルの多職種連携はまさに生涯教育	54
	地域包括ケアシステムにおける連携を実践することが最終目標？	55

第8話	**多職種連携教育の一例** 〜共に患者さんメリットを考える〜	58
	グループワークのシナリオ	58
	他学部合同での多職種連携グループワークの後に「自分は今後どうすべきかを深く考える」	61
	多職種連携教育科目はどのような態度で受講すればいいのか？	62

第9話	多職種連携教育の実践 〜医療安全を考える〜	65
	グループワークのシナリオ	65
	2週間前の歯科医院において	66
	1週間前の循環器内科受診日	67
	循環器内科受診後の保険薬局において	67
	患者安全，医療安全は多職種連携，部署間連携で構築していくもの	69
	多職種連携教育の評価〜レポートは考え抜いて自分の考えを書こう〜	70
	多職種連携教育の目標は『将来の医療界で質の高い「多職種協働」を実現するため』	71

第10話	2040の「多職種連携」を考える	74
	むにゃむにゃ……今から先は黒澤先生の夢のお話です	75
	黒澤先生は夢のお話を次の多職種連携教育の現場で皆さんに共有しました	80
	予測しきれない未来医療における多職種連携教育のために	81

あとがき		84

索引	86

プロローグ

　今,「多職種連携」系の科目に臨もうとしている医療系学生や新人医療者の皆さん, 大学の本屋さんにいってみると **「学生向け教科書がない！」** と思っているかもしれません. もしかすると, 電子書店で教科書を購入した後に **「これは実際の臨床現場での多職種連携教育書籍じゃないか」** と絶望したことがあるかもしれません.

　社会的存在である人間と生物学的存在であるヒトを多様な面から観察する医学医療は教育方法が変化しても, 内容に急激な変化はありません.

　対照的に多職種連携教育は新しい科目なのです. そして, 多職種連携教育は現在も発展期にあります. すなわち, 今から 10 年後, 20 年後には多職種連携教育の内容は大きく変わっていくのです.

　そのような発展系科目に対応するためには,

①多職種連携の必要性
②多職種連携のスキル
③近未来の多職種連携に対応できる基礎スキル

をイメージとしてとらえることができる教科書が医療系学生さんや新人医療者の皆様に求められていると思いました.

　また, 大学により多職種連携教育の方法は異なるため, まず大切なことは基本的な概念をしっかりと理解してもらうことだと思いました.

　この書籍は讃岐医科大学の医学教育学の黒澤先生が, 平成中期の学生時代を振り返りながら, 多職種連携教育の成立過程を振り返ります. そして, 多職種連携以前の診療科内連携, 多職種連携の先にある部署間連携や病診連携等に関しても記します. また, 皆さんが本格的に活躍する医療界はデータサイエンス・AI が発展・進歩していることが確定的と思います. そのような未来の医療界おける多職種連携教育に関しても「考

えて対応できる力」を育めるように工夫したいと思います.

　本書は多職種連携教育科目を受講する全ての医療系学生や新人医療者を対象にしています．登場人物はあえてシンプルに医学部・看護学部に限定していますが，この学びは全ての医療者に応用できます.

　何故なら，全ての医療系学生に共通する基本形こそが多職種連携教育の基本だからです.

JCOPY 498-10920

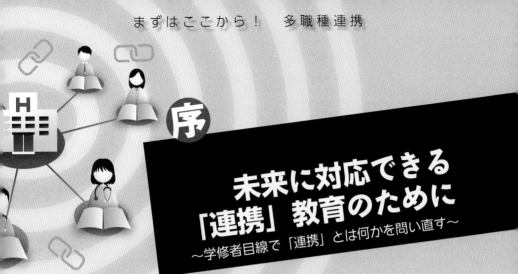

序

未来に対応できる「連携」教育のために
～学修者目線で「連携」とは何かを問い直す～

Introduction

現在の医療系学部では「多職種連携教育」という医療職種間の「連携」を学ぶ科目がめまぐるしい勢いで導入されています．多職種連携教育は突然現れたのではなく，昔からその原型があり，徐々に発展してきたのです．

この章では，医学教育センターの黒澤先生が，看護学部の国政先生とそれぞれの学生時代を振り返りながら多職種連携教育の発展過程についてディスカッションをしています．

2人は20年前に同じ大学で医学生，看護学生として学んでいたのでした．

20年前の振り返りですが，この章を読むことで多職種連携教育の前提として何が必要なのか？　多職種連携教育の生成過程が理解できると思います．

これは国政先生，お久しぶりです．20年ぶりでしょうか．今日は，医学部と看護学部の多職種連携教育についてお時間をいただき有難うございます．

はい，黒澤先生．多職種連携教育は新しい科目ですものね．

その通りです．臨床現場での多職種連携教育が注目されていることで，卒前の学部教育にも多職種連携をという流れが非常に強いです．学修目標には，"他職種の業務内容を理解する"，とか"他職種との連携を考える"，とか入っていますが，そんな当然のことだけで科目として大丈夫でしょうか？

その通りですね．私も違和感がありました．臨床現場を知らない，これから医学医療とは何かを理解していこうという学生に現場での理想論を述べたところで意味があるのでしょうか？

そうです．まるで『世界平和は大切だ』『世界平和を守ろう』というような当たり前で誰もが批判しづらいテーマを出して，練られていない授業や実習を行うことに意味があるのでしょうか？　むしろ，その平和を守るための考える力を修得するのが教育だと思います．

そうですね．この多職種連携教育もイメージもできず『連携が必要である』『連携を行う』で十分に深い学びではないですよね．

それに，私たちが学生の頃は，この科目はありませんでした．医療安全向上の観点からの「チーム医療」という言葉が出現しはじめた頃ですね．

そうですね．あの時の内容も理想論が主で，臨床現場で働く現在から振り返ってみても，適切だったかは疑問です．『医師の指示に看護師が完全に対応するのがチーム医療だ』なんて平然と主張する人もいましたからね．まあ，その主張は必ずしも間違ってはないのですけど…

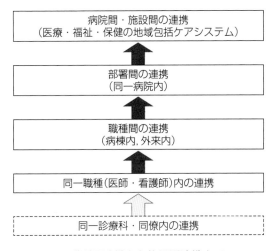

図1 ● 同一職種間連携から施設間連携まで

 その時代ごとに，良きリーダーの定義は変わると思います．ただ，多職種連携教育というのは，職種間連携の不備により非常に患者さんや社会に不利益が発生していることに起因していますね．

 そうですね．患者安全，医療安全の課題に多職種全体で向き合い，共に話し合い，生み出していく努力を皆さんで継続してきた印象があります．

 これは全ての教育にいえることですが『**10年後，20年後の変化に対応できる能力**』こそが卒前教育の大切な部分です．**知識よりも将来訪れる課題に対する解決力育成こそが大切で**しょうね．

 そうですね．看護の世界もAIの浸透によりますますその在り方が問われています．そういう課題を解決できるような教育を目指しています．

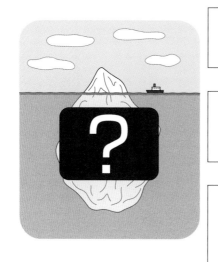

202X 年
高齢化・少子化社会
個人情報とマイナンバー
予防・保険医療と先進医療

203X 年
超高齢社会
再生医療
医療と AI
XX ?

204X 年
さらなる超高齢社会
医療経済の崩壊
遺伝子操作
医療と AI(ソーシャルホスピタル)
XXX ?

「未来」の医療界
での連携を考える基礎スキルを育む必要

図 2 ● 数十年後の医療課題に対応できる連携教育を

 データサイエンス・AI 時代の医療においては多職種連携以前にますます連携自体が大切になると思います. それは, 同一職種間の連携であり, 同僚の間の連携自体から考えるべきだと最近思っています.

 新型コロナウイルスパンデミックは遠隔授業などを促進する一方, 学修者の個別化を進めましたね. 友人関係の希薄化も示唆されています.

 そうです. まずは同一職種内の連携を考えてからでないと, 部署内の職種間連携を学ぶことはできません. おそらく職種間の考え方の差により, 衝突もあります. そのような衝突の中からコンセンサスを求めていくことこそが連携教育だと思います.

その通りですね．後，私は部署間や医療機関間の連携も非常に大切だと思います．

　　もちろん，その部署間，病院間の連携を学んでいく必要性もあります．しかし，それは様々な部署や急性期・慢性期医療などの概念を理解する必要があります．すなわち，多職種連携は各学部での医学医療の学修と並行して意識していくものだと思います．

　　私も全く同感です．まずは人と人との連携に関する学修を進めていくということですね．

　　私たちが学生の頃にガラケーと言われる携帯電話が出現し，『これからますますデジタル化が進み人と人のコミュニケーションが希薄になる，だから人と人のつながりが大切』と言われてきました．今，携帯はガラケーからスマホです．

　　そうですね．現在は医療界も AI によりさらにデジタル化が進んでいます．医療技術がデジタル化すればするほど，医療職の連携が大切になると思います．このような時こそ，医療系学生の皆さんには『連携するために考えるスキル』を修得してほしいですね．

　　そうです．そのような 20 年後にも役立つ「連携の考え方」を意識したものをみんなで創り上げていきましょう．

■■■将来の医療現場で活用できる多職種連携とは？

　　多くの医療系学部で，多職種連携教育の目標を

　①他職種の業務内容を知る

　②他職種との連携を考える

と設定しています．

　　実際の医療現場での多職種協働を進め，現在の問題点を解決

するという観点ではこれは真理であると思います.

　しかし，皆さんは学生です．すなわち，今から数年で卒業するとしても，これから 40〜50 年は医療現場で活躍するのです．人体の構造や機能は数十年では変化しませんが，医療構造は社会変化に基づき大きく変化します．そのような「変化に対応できる能力」が求められます．そのためには「連携」の基本から理解していく必要があります.

　そのためには

①自職種および他職種の業務内容を知る（多様な部署（病棟・外来）での他職種の業務内容を知る）

②自職種内での連携を考える（まずは同一職種内での連携をイメージする）

③他職種との連携を考える（同一部署での多職種連携をイメージする）

④部署間での連携を考える（部署内での連携が円滑にいけば部署間に発展させる）

⑤病院間での連携を考える（病院内での連携が円滑にいけば次に病院間を考える）

という順序で学んでいく方が適正と考えています.

　さらに，AI 医療の中での連携を重視する必要があり，

⑥データ駆動型社会の中での連携を意識し課題解決ができることが重要と感じています.

　この書籍では身近な連携を考えながら，徐々に連携範囲を広げて考えていきたいと思います.

POINT

- ☑ 多職種連携教育は医療系学部において比較的新しい科目
- ☑ 多職種連携教育のステップとして，同一職種間連携→多職種連携→部署間連携→病院間連携が必要
- ☑ 医療のデジタル化が進めば進むほど，医療職種間の連携が必要になる
- ☑ AI時代の医療に対応できる多職種連携教育が求められている

■参考文献

1) 寺﨑文生, 監修, 駒澤伸泰, 編著. 実践　多職種連携教育. 東京: 中外医学社; 2020.
2) 三津村直貴, 著, 岡本将輝, 監. 60分でわかる！AI医療＆ヘルスケア 最前線. 東京: 技術評論社; 2019.

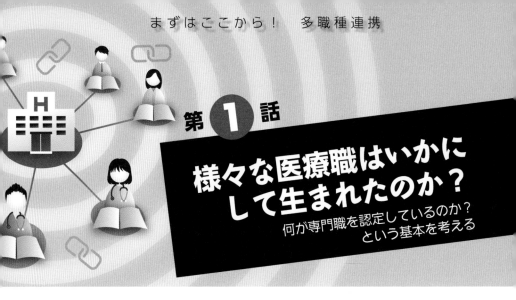

第1話

様々な医療職はいかにして生まれたのか？

何が専門職を認定しているのか？
という基本を考える

Introduction

そもそも，医療職はどうして分業化していったのでしょうか？
ここでは多職種連携教育に対する，学生の意見を聞くために医学生
の中山君と看護学生の桑野さんと共にディスカッションしていま
す．

多職種連携教育の課題

　こんにちは，医学部6回生の中山です．先日まで多職種連携教育を受けていました．

　同じく，看護学部4回生の桑野です．医学部と合同授業って面白いですね．

　どういうところが面白かったの？

　医療問題などは学部を超えたレベルのものであり，みんなで考えていかないといけないことがわかりました．

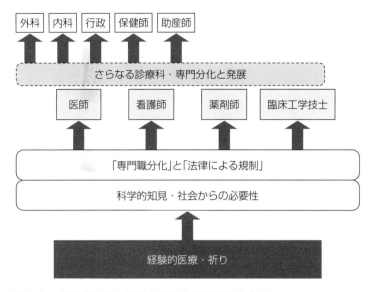

図 1-1 ● 経験的医療・祈りから現在の職種分化まで

　僕もその通りと思います．看護師の先生方の話は非常に斬新でした．

　そうだね．医療における課題のほとんどは学部共通であり，その問題に関して，学部を超えて認識を持つことは非常に大切だよ．

　高齢化問題や，緩和ケアの話題は非常に勉強になります．

　感染症に関する問題でも結核が本当に世界の脅威だったことがわかります．

　そうですね．多学部で医療の様々な問題を意識して考えていく姿勢は非常に大切ですよね．それだけでも多職種連携教育は意味があります．

でも，なんか，学部間，職種間で仲良くしましょう的な結論で，具体的なディスカッションは一切進んでいません．

 僕もそう思います．それなら，本読んだり，映画みたりして考える方がいいのではないかと…

 やはり，カリキュラム改善のために学生の意見を聞くことは意義があります．素晴らしいよ．その通りです．私は今の多職種連携教育はまだまだ発展できると思います．やはり，医療系大学なのでいかにして『自分で調べ，学び，考えること』，その上で，『他学部の**立場からも問題解決を考え，解決策を身に着けていく**』姿勢が大切です．

 それはまだ学部生では早いのではないでしょうか？

 いえ，そもそも多職種連携教育とは，Interprofessional Education ですよ．Inter ですので，職種と職種の『間』という意味だと思います．ゆえに，多職種連携教育は大きな意味では職種間，病院間の協力体制の円滑化を目指すことを最終目標に置くべきではないでしょうか．

 確かにそうですね．どうも私達は自分達が働いてきた部署内での連携ばかりをイメージしてしまいますね．

■ 職種分業化の原因，そして我々は何をもって免許を与えられているか？

 では，まず授業の振り返りをしましょう．医師や看護師などの職種分業化の話は理解できましたか？

 いえ，外科医のオリジンが理容師だったなどの話がありましたが，少し日本と状況が違うと思うのでイメージできませんでした．すなわち，国と地域により大きく異なるのでしょう．

JCOPY 498-10920

私も看護師という認識や資格はクリミア戦争以後であること
は理解できるのですが，看護という行為はもっともっと昔から
あったのではないでしょうか？

 桑野さん，素晴らしい着眼点です．看護は「看護る」とかい
て「みまもる」ということです．私は人間が集団生活を始めた
頃から看護という行為は存在していたと思います．

 そうですね．おそらく**有史以前から医療行為はあった**のです
が，特に専門の職種がこの医療行為を行うという認識は近代以
降でしょうね．ただ，これは我々医療職種に限らず，法律家な
どの専門性が高い職業は皆同じのようです．

 では，何がそれぞれの専門性を担保しているのでしょうか？

 いい質問です．では，皆さんを医師や看護師と認めるのはど
こでしょうか？

 予定修了年限を終えた後に資格試験を突破すること，その後
厚生労働省に申請するのですね．

 その通りです．皆さんの医療資格を認定するのは中央省庁で
ある厚生労働省ですが，彼らは何に従っていますか？

 法律です．

 その通り，法律ですね．医療系学部では法律に関する授業は
あまり導入されていないけれども，基本的人権と社会コンプラ
イアンスを守るために法律があるのです．個人的には，情報と
法律に関する科目はこれからますます重要になると思います．

■ 法律により資格免許が与えられ，それぞれの免許でできることが示されます

　なるほど，法律ですか．確かに私たちはみんな法の庇護のもとに生きていますね．

　そうです．医療系大学は教育機関として文部科学省の管轄を受け，医療者養成機関としては厚生労働省の管轄を受けています．

　そういえば，たまにニュースで『医道審議会で医師免許停止』とかの話がでていますね．

　その通りです．これは社会から期待されて免許をもらっているのに違反をしたので懲罰を与えられているということです．

　交通違反と同じような雰囲気ですね．

　そうです．ただ，扱うのが医療や社会福祉にわたるため，我々の責任は重いのです．それぞれの複雑な医療現場でそれぞれの医療行為を円滑に動かすために医療職を免許化する法律が生まれ，適宜改正されているのです．

　なるほど，それぞれの**医療行為に責任を持つために医療専門職は分化**していったのですね．確かに一人の医療者が診療・看護・調剤をしているとミスも多くなりますね．

　すなわち，それぞれの医療行為の質を高めるために法律的根拠から専門職が登場したということですね．

　そうです．まずは多職種に分化したことを批判するのではなく，それぞれの専門性を理解し，その上で，『専門化の中でどのような連携が必要か』を考える姿勢が必要だと思います．

とてもよくわかりました．平たい言葉でいうと，自身の専門性をしっかりと持って，次に他の医療職を尊重しつつ，連携を考えていくということですね．

専門職分化は社会のニーズから生まれました

　多職種連携教育は職種間の連携を高めるための学修であり，決して専門職分化を否定するものではありません．専門職分化は必要であり，その上での連携を学ぶ学問体系です．他の職業も同じですが，一人の人間が全てのプロフェッショナルであることは不可能です．例えば，1杯500〜1,000円で食べられるラーメンを例にとっても，日本や世界各地での原材料育成，流通，下ごしらえなどの多様な業務がそれぞれの専門職によりなしえているからこそ，現在の価格で提供できている訳です．

　医療界においても，調剤の専門家が必要なので薬剤師が生まれ，リハビリテーションの円滑な施行が期待されたため，理学療法士などが生まれたのです．そして，質保証のために法律で資格が規定され，学術団体を組織することで，さらなる質向上を目指している訳です．ですから，「○○という医療職なんてもういらないよ」という発言は非常に不適切になります．社会構造の変化に伴い，医療職それぞれの役割は少しずつ変わり，タスクシフトなども進んでいくと予測しますが，根幹部分が不要などということにはなりません．

　社会のニーズにより生まれた**専門職分化により生まれた職種間の問題を解決していくスキルを身につけるのが多職種連携教育**なのです．

POINT

- ☑ 多職種連携教育の目的は職種間の連携を円滑化すること
- ☑ 近代以降に，医療の質保証の観点から医療専門職が法律で認定され始めた
- ☑ 医療職の資格を認定するのも法律，その職務範囲を規定するのも法律
- ☑ まずは自職種について責任ある知識・技能・態度を求めながら，他の専門職を尊重する姿勢を構築していこう

■参考文献

1) スティーブ パーカー, 著, 千葉喜久枝, 訳. 医療の歴史: 穿孔開頭術から幹細胞治療までの 1 万 2 千年史. 大阪: 創元社; 2016.
2) 坂井建雄. 図説 医学の歴史. 東京: 医学書院; 2019.
3) 森岡恭彦. 医学の近代史 苦闘の道のりをたどる（NHK ブックス）. 東京: NHK 出版; 2015.

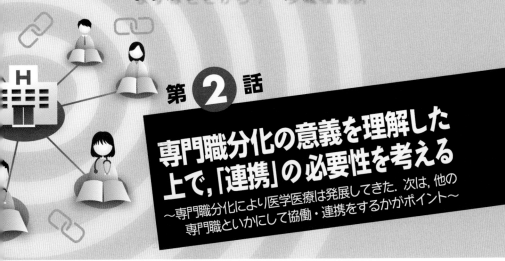

第 **2** 話

専門職分化の意義を理解した上で,「連携」の必要性を考える

～専門職分化により医学医療は発展してきた. 次は, 他の専門職といかにして協働・連携をするかがポイント～

Introduction

まずは，多職種連携を考える以前に，専門職が分化していくことの利点と欠点について考えていきましょう.

今日も，黒澤先生，国政先生だけでなく，医学部 6 年生の中山君，看護学部 4 年生の桑野さんがディスカッションに参加しています.

■■■ 「専門職分化・診療科分化により医学医療は進歩してきた」のは否定できない事実

　　　私は, 多職種連携に関して少し違和感があります. そもそも, 専門職分化により, 医学医療は発展してきたのではないでしょうか？

　　　その通りです. その歴史を知らずして, 理想論的な多職種連携を語るのは意義が薄いと思います

　　　一人の医師が医療の全てを担うことが不可能なのは当然だと思います.

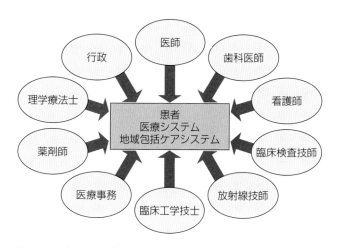

図 2-1 ● 患者　医療システム　地域包括ケアシステム

　　そう考えると医療における専門職分化が進んだこと自体を否定するのは意味がないですね.

　　そうですね. 一つの職種はさらに専門分化しています. 医師という一つの職種をみても, 内科と外科が分かれ, その後さらに脳神経外科, 心臓血管外科, 腹部外科などと分化していき, 診療機能の一つとして貢献しているのは事実です. 医療者になればわかると思いますが, 例として脳神経外科をとっても脊髄手術, 水頭症に対するシャント形成術, 動脈瘤クリッピング, コイル塞栓術などプロフェッショナルは異なることもあります.

　　なるほど. ある診療科にいけば, その診療科の全てができるようになるという訳ではないのですね.

　　もちろん, それが理想です. ただし, 患者さんの予後等を考慮して, 診療科内・職種内でも, 相互の専門性を尊重し活動しています. **ジェネラリストの視点も大切ですが, 一人の医療者が**

生涯学修しアウトプットできる量は限られていると思います．

　なるほど，**専門職分化で現在の高度医療が支えられている**のですね．漫画とかみているとなんでもできる外科医がいて僕もああなりたいと思いました．

　どんな上手な外科の先生でも責任をもってスキルができるようになるには 10～15 年は必要だと思うよ．

　一つの学問，10 年と聞いたことがあります．

　そうだね．医学部が 6 年間，その後の初期臨床研修が 2 年，後期専門研修が 4～6 年としても，1 人で責任を持った診療ができるのはもう少し先になるだろうね．医療者としてのスキルが一番高くなるのはもう少し先かもしれないね．

　看護も同じです．看護師資格の他に，保健師資格や助産師資格が存在する理由はそれだけ法律により，一定したスキル保証が求められているからだと思います．あくまでも医療の質保証のために医療資格は分化していったのだと思います．

　その通りですね．それぞれの医療職が学会という専門職集団を作り，症例を報告したり，研究成果を共有することで医学医療は発展してきた訳です

　また，単一職種をみていても，僕たち学生の立場からでも一人の医師が全ての診療科の専門であることは難しいことはイメージできます．しかし，今回のように，一つの職種内でもさらに診療科や専門領域が分化して，そのことにより医療が支えられていることがわかりました．しかし，医師には総合診療科という専門がありますがどういうことでしょうか？

　そうだね．いわゆる**総合診療科は何かの領域に特化した専門家というよりは，多様な視点から診断をつけ対応していく**とい

う『総合力の専門家』だからね．必ずしも彼らは全ての治療を
自分達では行わず，必要なら他診療科にコンサルテーションし
ているよ．個人的な意見としては総合診療科と救急医学科は
『連携のプロフェッショナル』だと思うよ．

▦ 多職種連携の前に自職種内での連携を意識することが大切ではないか

 　僕，思うのですけど，他職種との連携だけでなく，自分の職
種の中での連携も非常に大切ではないでしょうか？

 　私もそう思います．愛想よく他職種とディスカッションする
だけが多職種連携ではないと思います．自分の職種内にも先輩
後輩関係，同僚関係等があると思います．

 　皆さん，非常にいい視点を持っていますね．全くその通りで
す．「チーム医療」という言葉は，私が医学生の頃に出てきて
いましたが，これには多職種以前の自職種内での連携，すなわ
ち診療科内での連携等も大切ですね．

 　クリクラで先輩達が，『消化器内科と消化器外科のカンファ
レンスでは，非常にお互いを尊重した話し合いが行われてい
た』と言っていました．ただ，20年前はそんなことはなかっ
たようで荒れていたようです．

 　おそらく，それは診療科間連携が進んできたからだと思う．
消化器内科のレジデントが一定期間消化器外科をローテーショ
ンしているし，逆もまた然りですね．

 　なるほど．

 　特に2004年からの初期臨床研修が医師免許取得後2年間導
入されたことが大きいと思います．これにより，循環器内科志

望の研修医は心臓外科や他の内科をローテーションしながら, コンサルテーションの仕方やチーム医療を学んでいけると思います.

　看護学部も卒後全体のローテーションシステムはまだ存在していませんが, 病棟の看護師が手術室や外来に一定期間研修するなどのシステムはあります.

　そうですね. 医学教育領域では『良き教育者であるための方法論』だけでなく, 『良き学修者となるための方法論』も多々検討されています. このあたりは次の章からディスカッションしていきましょう.

■■■専門職分化・診療科分化の欠点を考えよう

　それでは専門職分化・診療科分化の必要性を理解した上で, その欠点を考えていきましょう.

　うーん, やはり他の職種に全て任せきりになってしまうことでしょうか?

　どうしても仕事環境が別々になるとコミュニケーションが取りにくくなると思います. あと, 指示を出す立場と受ける立場の円滑なコミュニケーションも考えないといけないですね.

　こうやって考えてみると多職種連携教育の目的がわかってきますね. すなわち, **①他職種の業務内容を理解する**, **②医療に関して他職種と円滑なコミュニケーションが取れる**, ということでしょうか?

　シンプルにいうとそうなると思います. ただ, この2つは『言うは易く, 行うは難し』の側面が多くあります.

　なぜでしょうか?

まず，他職種の業務内容を理解する，といっても，その医療職の受けてきた教育や職責などを全て理解するには時間がかかり過ぎるよね．また，法律で完全に分類できない業務もあるね．その辺をイメージしながら，自職種と他職種の業務内容や役割を理解していかないといけないね．

　なるほど，コミュニケーションって私は苦手ではないと思いますよ．

　いえいえ．見ず知らずの人と上手に人間関係を築くだけがコミュニケーションではありません．**指示を出す側，受ける側として，正確に伝達することもコミュニケーション**です．また，相手を傷つけないように意見を伝えることもコミュニケーションです．しかも，それを他職種を尊重しながら行う必要がある訳です．

　なるほど…

　深いですね．

　そうです．「多職種連携」の前に『連携』とは何かを考えていく方が，あなた方が活躍する 20 年 30 年，40 年後に役立つと思います．

　そうですよ．医療技術が発達しても，生物学的なヒトの特性や人間としての感情は大きく変わらないと思います．見えない未来の中で，様々な専門職がいかにして協働していくかを検討していくことが大切と思います．

　この本では，次の章で多職種連携の歴史を学んでから，まずは自分の職種内での連携，そして職種間連携，部署間連携，病院間連携と伸ばしていきたいと思います．

ありがとうございます．やる気が出てきました．

学修必要性が理解できたようですね．

■同一職種内でも「連携」スキルがないと，学びのプロセスが阻害され，成長できません

多職種連携以前の連携スキルがないと医療者としての成長は望みにくい面があります．よく先輩医療者から「同期のチームワークは非常に大切」と言われたことはないでしょうか？

これはまさに金言です．学ぶ立場である間でも，連携は非常に大切です．**複数人での実習を行う解剖学実習や公衆衛生学実習，臨床実習などでは学修者間の連携が非常に大切**です．

そして，職種内，職種間を問わず連携スキルを身に着けておかないと医療者としての成長は望めません．

例として手術環境をイメージしましょう．外科で研修している先生が最初から縫合などの手技をするでしょうか？　まずは，消毒やドレープなど手術開始までのセッティング，電気メスの煙吸い，上級医が縫合したポイントの糸切りをはじめ，外科ならではの阿吽の呼吸での「連携」を覚えていく必要があります．そして，第二助手，第一助手と務めることのできる立場が上がる中でもいかにしてチームメンバーと連携するかがポイントになります．まさに，**連携スキルこそは医療者の成長に必要不可欠**なのです．

ⓅOINT

- ☑ 医学医療の発展のために専門職分化は必要不可欠であった
- ☑ 同一職種の中でも専門分化は進んでいる
- ☑ 専門職分化の利点を認めた上で，その欠点を克服するための連携を考えよう
- ☑ 多職種連携教育の大きな目的の一つは「他職種の業務を理解する」こと
- ☑ 多職種連携教育の大きな目的の一つは「他職種と円滑なコミュニケーションをとり，建設的な関係を築く」こと

■参考文献

1）小渡亮介. 10 年目で 0.8 人前の外科医になる道: とある地方医の表の顔と裏の顔（C ブックス）. 東京: メディカ出版; 2022.
2）日本専門医機構 https://jmsb.or.jp/
3）日本看護協会 https://www.nurse.or.jp/

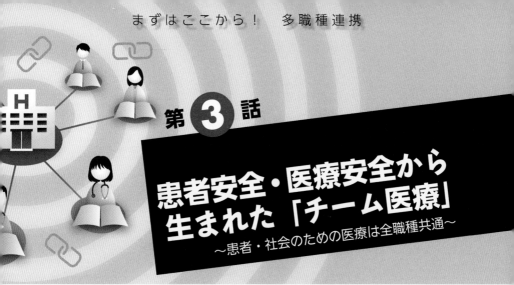

Introduction

ここからの章は，多職種連携の歴史について学んでいきます.

ナイチンゲールの時代から，「死亡率が病院によって異なる」ことが問題でした.

今から 30 年から 40 年以上前にチーム医療という言葉が生まれました.

「患者安全（医療安全）は多職種が意識して作成していくもの」という今では当たり前のことが徐々に体系化していった訳です.

最初に多職種連携教育を導入したのは英国 ―ブリストル王立小児病院事件―

 多職種連携教育が系統的に開始された国はどこでしょうか？

 アメリカですか？ なんか，自由と平等の国というイメージが.

●英国：1987年
「多職種連携推進センター」が設立
→専門職連携をテーマに系統的教育が開始

●本邦：2005年
文部科学省の「大学教育の充実：特色ある大学教育支援プログラム」
において IPE が本格的に開始
→医学教育モデル・コア・カリキュラムにも記載

図 3-1 ● 多職種連携教育（IPE）の歴史

　いえいえ，多職種連携教育の概念が生まれたのはイギリスだったのですよ．

　看護学が始まったのもイギリスではなかったでしょうか？

　そうです．ナイチンゲールが看護学校を建てたのもイギリスです．イギリスは近代の看護学発展に大きく寄与しています．おそらく**産業革命の中心地であったため，病院を含む様々な都市機能が早期に成立**したのでしょう．それに伴い，医療課題も世界に先駆けて生まれてきたのだと思います．

　いつ頃にその概念が生まれたのですか？

　1980年代後半からその気運は高まっていました．1990年代に発覚したブリストル王立小児病院事件やその他の事件群が発端と言われています．ブリストル王立小児病院での小児心臓外科手術の死亡率が非常に高く，麻酔科医が院長に告発したけども黙殺された事件です．他にも，救急搬送された女児が適正な治療を受けられず衰弱死する事件もありました．

あまり多職種連携との関連がわからないのですが…

そうね．病院には医師だけではなく他の医療者もいるから，非常に酷い医療が行われていた場合，多様な職種が意見を言える環境であるのは当然でしょう．

確かにその通りですね．

手術室の件は少しイメージが難しいです．

僕は麻酔科医だから説明できるよ．おそらく，全ての手術の中で一番難易度が高いものが小児心臓手術というのが大半の手術室医療者の認識だと思う．ただ，40年前といえども予定手術の死亡率が50％超えは高すぎるのではないかな．そして，小児心臓手術に関わる人は，手術室だけでも心臓外科医，麻酔科医，看護師，臨床工学技士と様々だねえ．そして，術前術後も小児科や集中治療医など多数の医療者が関わっている．そんな中で，この高死亡率に対して，改善行動が起こらなかったのはおかしいと思わないかい？

確かにぞーっとします．

この事件と多職種連携教育をリンクさせる報告は多くあるね．イギリスと日本では大きく医療分化が異なるので，難しい面もあるけど，『患者安全・医療安全を多職種で創り上げよう』という気運が生まれたのだよ．

もともと，専門職分化とその役割分担が明確だった土壌もあり，専門職分化の欠点を早期に社会全体で認識されたのだと思います．そして，有名なサッチャー首相の際に多職種連携教育

(Interprofessional Education) が生まれました. なので, 臨床現場からの提言なのです.

イメージできてきました. 患者安全・医療安全のために多職種が連携することは当然だと思いますが, 一筋縄ではいかないのですね.

そうだね, **医療は患者のためにという共通目標があることから, 多職種は建設的に話し合うことができる**と思います. そして, 立場・視点の差を認めた上で, 連携面の課題を克服していく必要があるのだよ.

■■チーム医療（多職種協働）の概念から活性化した多職種連携教育

チーム医療という言葉をよく聞きますが, 多職種協働や多職種連携と何が異なるのでしょうか？

本質的には同じものですが, チーム医療を行うための基本的要素が多職種連携かな？

そもそも, チーム医療って当たり前のことに思われるのですが…

医療は患者さん中心に行われるべきだよね. 最高の手術を行うためには手術室の医療スタッフ全員の連携が必要ですね. 何が目標で, 今何をしているかの情報共有が必要です. でも, それぞれの医療者が1人の患者さんをそれぞれの専門性からみても, 最適解はみつからないこともあります.

そうなのですか？

臨床現場に出てみると理解できるが, 同一の職種がチームで働くことでさえ, 難しい. ましてや, 多職種で活動するのは非

常に難しいのだよ.

　なるほど. 確かに学生のクラブ活動でもチーム作りは非常に難しいですね.

　ですから, チーム医療を円滑に行うために自分はどうすべきか, をみんな考えていくことが大切です. 連携も重要なスキルなのです.

　よくわかりました.

　それでは次の章から, 連携を深めていくためにはどうするかを考えていきましょう.

多職種連携教育の歴史と展開

　高度複雑化する医療現場において, 医療の質と患者安全を担保するために多職種協働が必須です. そして, 多職種協働を推進するため, 学部生時代からの「多職種連携教育」が普及しています. 言い換えれば『将来の医療現場で必要不可欠な連携スキルを卒前から育んでおこう』という目的です.

　英国で 1987 年に「多職種連携推進センター」が設立され, 専門職連携をテーマに系統的な多職種連携教育が開始されました. 本邦では, 2005 年に文部科学省の「大学教育の充実: 特色ある大学教育支援プログラム」において多職種連携教育が本格的に開始されました.

　その後, 国際的教育スタンダードとして, 2010 年に世界医学教育連盟（WFME）だけでなく世界保健機関（WHO）からも多職種連携教育に関する教育フレームワークが提示されています.

　厚生労働省は,「チーム医療推進に関する提言」の中で,「医

療に従事する多種多様な専門職が，それぞれの高い専門性を前提に，目的・到達目標・手段に関する情報を共有し，業務を分担しつつも互いに連携・補完し合い，患者の状況に的確に対応した医療を提供すること」と述べ，多職種協働につながる多職種連携教育の重要性を示唆しています．

医学部教育の根幹である「医学教育モデル・コア・カリキュラム」においても，「医師として求められる基本的な資質・能力」の中に「チーム医療の実践：保健・医療・福祉・介護並びに患者に関わる全ての人々の役割を理解し，連携する」と臨床現場での多職種協働推進を目指した卒前からの多職種連携教育の学修目標が明記されています．「看護教育モデル・コア・カリキュラム」をはじめとする他専門領域でも同様の記載があります．

ⓅOINT

- ☑ 多職種連携教育はイギリスで最初にその必要性が叫ばれた
- ☑ 医療安全の推進のために多職種連携教育は生まれた
- ☑ 患者中心の医療のためにチーム医療という概念がある
- ☑ チーム医療推進のために，多職種協働，多職種連携は必要不可欠

■参考文献

1) 医学教育モデル・コア・カリキュラム（令和4年度改訂版）https://www.mext.go.jp/b_menu/shingi/chousa/koutou/116/toushin/mext_01280.html
2) 看護学教育モデル・コア・カリキュラム　https://www.mext.go.jp/component/a_menu/education/detail/__icsFiles/afieldfile/2017/10/31/1217788_3.pdf

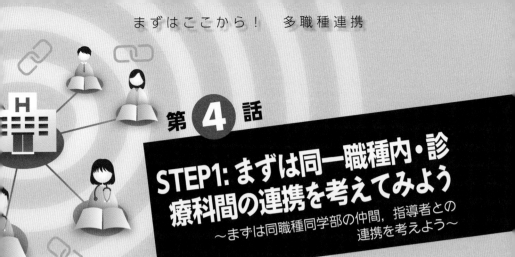

第**4**話

STEP1: まずは同一職種内・診療科間の連携を考えてみよう
〜まずは同職種同学部の仲間，指導者との連携を考えよう〜

Introduction

ここからの章は，いよいよ「連携」について考えていきます．まず，最初は多職種連携ではなく，同じ職種の中の「連携」を考えていきましょう．

まずは同級生・同僚内のチーム育成を考えてみよう

　さて，この章からは「連携していくスキル」を身近なところから考えていきたいと思います．医療現場で実際に働いていない皆さんに突然「多職種連携」といっても難しい面もあると思います．ですから，まずは同一職種内や，もっと身近な例である同一学部内の連携からイメージしていきましょう．医療系学部の実習はほとんど4〜5名のチームで行いますね．解剖学実習などの基礎系科目もチームですし，シミュレーション実習や臨床実習もチームです．

　看護も全く同様ですね．

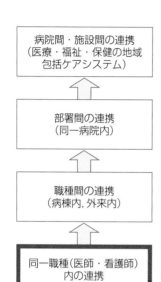

```
┌─────────────────────────────┐
│  病院間・施設間の連携          │
│  (医療・福祉・保健の地域        │
│    包括ケアシステム)          │
└─────────────────────────────┘
              ⬆
┌─────────────────────────────┐
│    部署間の連携               │
│    (同一病院内)              │
└─────────────────────────────┘
              ⬆
┌─────────────────────────────┐
│    職種間の連携               │
│    (病棟内, 外来内)           │
└─────────────────────────────┘
              ⬆
┌─────────────────┐  ◆学修チーム内でのルール作成, 自律
│ 同一職種(医師・看護師)│  ◆指導ー学修関係の円滑化
│    内の連携       │  【学修, 修得目標の共有, コミュニケーション,
└─────────────────┘   合同カンファレンス】
```

図 4-1 ● 同一職種 (医師・看護師) 内の連携をまず考えよう

 確かにそうですが, そこで連携は必要でしょうか?

 私は班のメンバーの結束はとても大切だと思います. **班の雰囲気がいいと, トラブルも少ないですし, 教員からの評価も高い**気がします. 何よりも安心して学修することができます.

 その通りです. 学修には心理的安全性が何よりも必要です. その**心理的安全性を創るにはそれぞれの班員がチーム育成を意識していく必要**があります.

 なるほど, 確かに実習チームは仲良しグループという訳にはいかず, あくまでも全員の協調が大切ですものね.

 時にはトラブルがあるかもしれないが, いかにして緊張感が多い実習の中で, チームを育成していくかはとても大切だと思う. 良いチームはお互いに建設的に指摘しあえるのだよ.

たとえば，『5分前集合を徹底しよう』とか，『服装を徹底しよう』とかを進めていくだけでも学修チームとしての全体が向上していくね．

　　なるほど，確かに個人的にあまり仲良くない子とでも，いかに信頼関係を築いていくかが大切ですね．

　　そうです．多職種でタスクを完遂していくのが医療ですから，まずは他者といかに建設的なコミュニケーションを取るかを考えていってください．

　　例えば同一職種内で，リーダーとしてのスキルを『リーダーシップ』と言いますが，リーダーに従って職務を遂行する存在はフォロワーと呼ばれます．そしてリーダーの指示を適正に遂行するための『フォロワーシップ』という概念も非常に重要です．

■■■ 職種内（診療科内・病棟内）での連携を考えてみよう

　　では，次に同一診療科や同一病棟内の連携をイメージしていこう．すなわち，医師であれば，消化器外科で研修し，看護師であれば消化器外科病棟で実習もしくは研修を行っていると考えよう．

　　うーん．まずは研修していく身ですから，先輩医師のやり方をコピーできるように努力すると思います．

　　自分が努力するだけで医師としての技能・態度は修得できるのかな？いかにして外科チームの学修者として動けるかが大切ではないかな？　特に外科系は，一人で手術をすることはできない．事前カンファレンス，術中の振る舞い，急変対応，術後管理と同一診療科内だけでも非常に多様なスキルが求められる．一番，大切なことは何かわかるかな？

術前評価，カンファレンス発表，手術時の助手など，同じ診療科内でも報告・連絡・相談が何よりも大切と思います．

　その通り，まずは"一見"雑用ともみえることを完璧に行い，ささいな事でも報告していく．そして，徐々に仕事に責任が持てるようになる．これは正統的周辺参加という教育用語なのだけど，まさに医療系の学修に当てはまるよ．

　なるほど，**チームメンバーとして何ができるかを意識しないと本来のスキル修得にも影響が出る**ということですね．

　外科手術を見てごらん．術者だけで手術をしている訳じゃない．第一助手，第二助手が機能的に動かないといろいろなトラブルが生まれると思うよ．研修医は第三助手，第二助手から始めると思うけど，外科医チームの中で自分が何をすべきかを考えながら動かないと学びは薄い．そして，自分が術者になった時に，助手に指示を出せなくなる．

　なるほど，チーム医療の概念を甘く見ていました．チームメンバーとしての行動を意識し続けることが大切ですね．

　そうです．チームで仕事を行うのにチームのことを意識しないのであれば研修機会さえも与えられないのではないでしょうか？　雑用ばかりで手技をさせてくれないと嘆く研修医のほとんどは，『まずはチームメンバーとしてできることを』という大原則を忘れているのかもしれません

　なるほど，まずは出来ることを確実に行い，次のタスクをということですね．

　看護の病棟も同じですか？

もちろん．私達だって非常に多様な仕事をしています．ただ，熟練してきても必ずミスは起きます．そんなときに大切なのは何ですか？

 迅速な報告・連絡・相談です．

 その通りです．ただ，それは個々の解決でしかありません．医療安全はシステム改善が目的です．すなわち，誰かがミスしたことは原因を考えて再発防止をチームでしないといけないですね．

 原因追及なんてとても怖いです．

 だから，チーム育成が大切なんです．インシデントは個人の責任にせずに組織全体の責任として改善策を考えていく．そういう心構えを持っていくことが看護師チームとしての必要条件だと思います．

 わかりました．

 この章ではあえて，学生時代の学びのチーム，臨床現場における同一職種内のチームの重要性について述べました．しかし，これで「いかにチーム育成意識が大切か」がイメージできたと思います．

 大切な姿勢は，①心理的安全性を保ち，②適正に相互フィードバックができる，チーム育成だと思います．

■ 多職種連携教育 '意識' の前に自職種内の「連携スキル」を修得することが大切

未来の医療界における多職種協働を円滑に行うには，必ずし

も大学が提供する「多職種連携教育」科目だけを学んでおけば十分ということではありません．多職種と円滑に連携する前提条件として「自らの専門性を高めること」だけでなく「自職種内での連携能力を高めること」がまず大切です．医師を例にとると，自分の診療科内でもチームがあり，診療科間の連携スキルがまず期待されることは容易にイメージできると思います．

　すなわち，自分の専門分野の学問を修得し，自分の立場を明確にして意見を述べることが前提です．そして，他職種の役割を学び立場の違いを尊重してコミュニケーションを取り，周囲の意見も尊重して，建設的に物事を進めるスキルはどの医療分野でも必要不可欠です．「多職種連携教育」科目だけでなく，課外活動や交友の中で，これらのスキルを磨いていくことが大切です．そういう意味では「よく遊び，よく学べ」という言葉は至言だと思います．そして，その経験をしっかりと活かすためには「経験したことをよく考え，次に活かす」姿勢が大切だと思います．

　様々な人たちとの交流の中で他学部の学生がどんなことを学んでいるかを理解することも非常に重要です．特に，最も関わりの深い医療職である看護学部の教科書は「治療」だけでなく「ケア」の観点を私たちに教えてくれます．

JCOPY 498-10920

ⓅOINT

- ☑ まずは，同じ実習グループ内での連携をイメージしよう
- ☑ 同一診療科，同一病棟内での連携をイメージしよう
- ☑ 報告・連絡・相談は連携の第一歩
- ☑ チームの目標として医療安全の推進がある
- ☑ 心理的安全性を保ちながらチーム育成をいかに行うかを考えていこう
- ☑ 連携力を鍛えることになしに医療者としての成長はない

■参考文献

1) 伊藤羊一. 「僕たちのチーム」のつくりかた メンバーの強みを活かしきるリーダーシップ. 東京: ディスカヴァートゥウェンティワン; 2022.
2) エイミー・C・エドモンドソン, 著, 野津智子, 訳. チームが機能するとはどういうことか──「学習力」と「実行力」を高める実践アプローチ. 東京: 英治出版; 2014.

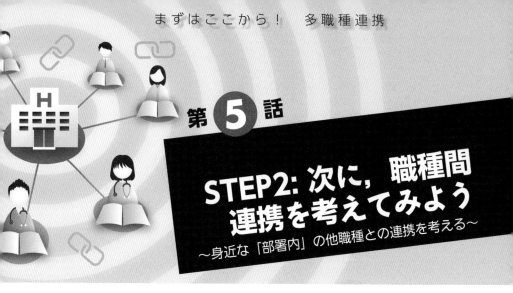

第 **5** 話

STEP2: 次に，職種間 連携を考えてみよう
～身近な「部署内」の他職種との連携を考える～

Introduction

前の章では他職種との連携の前に，自学部の連携と自職種内での連携についてディスカッションをしました.

ここでは，いよいよ多職種連携，すなわち，自職種と他職種の連携について述べていきたいと思います.

職種間の齟齬を生む原因（多職種連携を阻害する要因）を考える

　何か，この本は従来の多職種連携書籍と少しアプローチが違いますね？

　ここは大学ですから，『自分で考える力』を生み出してほしいと思うのです. また，現在の多職種連携や協働の在り方を学ぶだけでは不十分だと思います. 未来の医療界を担う彼らには，未来の多職種連携に応用できる力を育んでほしいと思います.

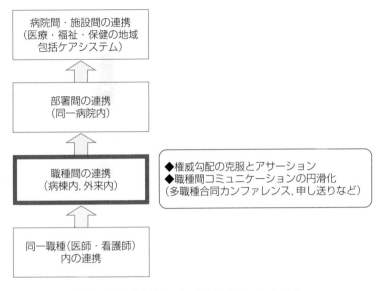

図 5-1 ● 職種間の連携（病棟内，外来内）を考えてみよう

 その通りですね．この科目はあくまでも「連携できるスキル」ですものね．それではお話を始めましょう．中山さんと桑野さんは職種間トラブルが発生する問題は何だと思いますか？

 今までの章で出てきたこと以外には権威勾配があると思います．すなわち，専門的知識を持つ医師に対して看護師は意見が言いにくいというのがあると思います．

 いい視点ね．でも，良いチームでは，先生のこの指示でいいですか？　とかこの指示の方がいいんじゃないの？　と看護師は意見を言っています．そういう部署は概して医療事故は少ないと思う．

 うーん，自信ないです．将来そうなれるでしょうか？

もちろん，なれます．患者さんがこの錠剤飲みにくそうだから，散剤はどうですか？などの意見は普通の医師なら喜んで受けてくれるわ．最初に言いにくければ，先輩看護師に相談すればいいんです．職種内連携を職種間連携に活かすという手法です．

　中山君は何が障壁だと思いますか？

　私は情報共有が問題だと思います．実習で病棟を回っていて，医師の言葉と看護師の言葉が全く異なることを理解いたしました．医師のカルテと看護師のカルテの記載内容が非常に異なっているからです．

　これも非常にいい着眼点だね．医師のカルテ記載と看護師のカルテ記載内容は大きく異なるよ．でも，最近はカルテの書き方が教育されていることや，電子カルテという形式で相互の情報が見やすいことで情報共有は進んでいるよ．

　最近の医師のカルテは読みやすく，何を目標に何をしているかがよくわかります．また，看護師も患者さんが医師に言いにくいことや気づいたことをその視点から上手に書いていると思います．

　なるほど，でもそれだけで十分なのですか？

　近年では，看護師カンファに病棟医長が参加し，逆に医師カンファに当日のリーダー看護師が参加するなどの情報共有の試みが適正に行われています．

JCOPY 498-10920

■■ その「医療チームの目標は何か」を共有する

 では，多職種連携を進めるために私達が行うべきことは何でしょうか．

 誤解を恐れずにいうと，まずは自職種のプロフェッショナルになることです．自職種の役割と責務を理解することで他職種との関わりが明確化します．以前この大学で多職種連携教育を導入した際にいわゆるゴッドハンド外科医から『多職種と連携するなんて医師として当たり前だ，その分の時間と労力を自己スキル研鑽に注ぐべきだ』と言われたことがあるよ．

 あれは怖かったですね．でも，医療・福祉の未来は様々な不確実性があり，他職種のことを知り，多職種連携を意識することが大切と理解いただけましたね．

 そうです．まずは自己の専門を育てることですが，患者さんに最高の医療を提供するには多職種との連携を意識し，実践することが大切なのですね．

 なるほど，まずは他職種の存在を意識しながら，自職種の役割を学ぶことですね．

 私は，麻酔科医ですが，専門医取得までは，どうしても安全な麻酔管理がメインだったと思う．ただ，専門医を取得してからは，手術室全体を意識し始めて「オペナーシング」という手術室看護師の書籍を読むようにしていました．これにより，外回り看護師や臨床工学技士との連携が非常に円滑になったかな？　そして，学生の頃から，もっと他職種を意識しておくべきだと思うよ．

 なるほど，自職種の学修をしながら，こういう場面で他職種とどのように連携すればいいかを考えるということですね．

その通りです．他職種を意識しながら自職種の研鑽を積むことなしに多職種協働はなしえません．具体的なアクションを起こさずに「世界平和は大切」と言っているのと同じです．

　わっ，言っちゃった．でも，私も心の中ではそう思っています．理想論だけでなく具体的な行動ですよね．

■■ 職種間トラブルが発生したら，それを多職種連携に活かす姿勢が大切

　では，現在行われている多職種連携教育での合同ワークは何のためにあるのでしょうか？　他職種の仕事を尊重しあうだけでは不十分なのでしょうか？

　多くの医療系大学で合同実習を取り入れている理由としては，将来の連携スキルを磨く準備をしているのだよ．たとえば，どんなテーマだったかな？

　緩和医療以降の患者さんで家族と本人の希望が異なるケースや，患者さんの内服薬剤に関するミスの再発防止だと思います．

　それは，全て将来の臨床現場で日常茶飯事として起こりうる事態じゃないかな？

　確かにそうですね．

　あなたがたが主軸を担う**未来の医療現場ではさらに高度複雑化が予測**されます．そのような医療環境の中で，いかに多職種連携を進めるかは必要不可欠ですから学部の頃からこのような合同ワークがある訳です．

　ああ，確かに言われてみればその通りです．次の多職種連携教育合同ワークでは出来るだけ他職種を尊重しながらコミュニ

ケーションを取ります．もちろん，医師としての基本スキルを
できるだけ修得した上ですけど．

　そうです．学修目的が本当に理解できたなら，多職種連携教
育は本当に意味のあるものになると思います．

■ 「仲良く」しているのが「多職種連携」か？　プロの連携を考える

　学生さんの中には，多職種連携教育は「各職種が仲良く働い
ていくこと」を目標としていると感じられるかもしれません．
ただ，この「仲良く」というのはいわゆる部活動等での仲良く
ではなく，仕事上の「仲良く」です．部活動であればだいたい
同年代で数十人規模ですので深い深度で仲良くなることは容易
だと思います．しかし，臨床現場では，多様な年齢層の多様な
職種がいるわけです．よく，部署内の宴会を定期的に行えば
チームは育めると言う人もいますが，数十人もの部署では完璧
ではないと思います．

　すなわち，卒後の**臨床現場における「仲良く」というのは，「信
頼できる」「風通しがいい」「心理的安全性が保たれている」と
言える**かもしれません．「仕事の上のコミュニケーション」と
いう表現はネガティブに聞こえがちですが，「数多くの価値観
の異なる医療者とチームを作り，患者安全を最大限化する」ス
キルが多職種連携ではないでしょうか？

P OINT

- ☑ 多職種連携を阻害する要因の1つとして権威勾配があげられる
- ☑ 多職種連携を阻害する要因の1つとして情報共有不足があげられる
- ☑ 自職種のスキルを磨きながら，他職種との協働を意識する姿勢が大切
- ☑ 職種間トラブルがあった際に，相互尊重を行いながら改善策を求めることで多職種連携を推進する

■参考文献

1） 寺﨑文生, 赤澤千春, 監修, 駒澤伸泰, 編著. 実践　多職種連携教育. 東京: 中外医学社; 2020
2） 石井 敏. はじめて学ぶ異文化コミュニケーション―多文化共生と平和構築に向けて（有斐閣選書）. 東京: 有斐閣; 2013.

JCOPY 498-10920

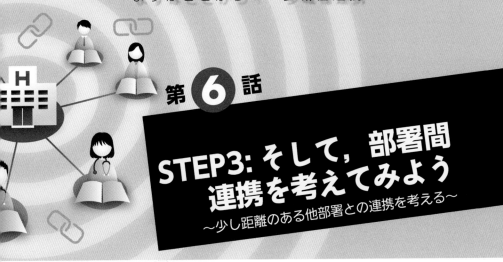

第 **6** 話

STEP3: そして，部署間 連携を考えてみよう
~少し距離のある他部署との連携を考える~

Introduction

手術室や外来などの特定の医療現場の「部署内」における多職種連携は，職種を超えた目標がイメージしやすいことから円滑に進んでいるように見えます．しかし，患者安全や満足度を高めるためにはそれだけでは十分ではありません．

同じ患者さんが外来―病棟を行き来し，病棟―手術室―集中治療室を異動する訳です．このことを理解して部署内の連携から部署間連携にイメージを広げていきましょう．

■部署同士のつなぎ目が最も危険―手術患者を例に―

　　さて，多職種連携が重要なのは理解してきて，その学び方もイメージできるのですが，部署間連携となるとなかなかイメージがつきません．

　　いわゆる，病院の中の仲が悪い部門同士というイメージでしょうか？

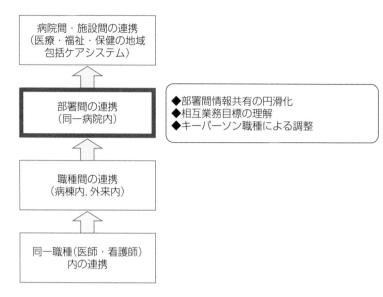

図 6-1 ● 部署間の連携（同一病院内）を考えてみよう

　そうだね．例として医師と看護師は，その業務がルーチン化してくると，自然と多職種連携意識が育まれてくると思うよ．でも，「部署」と「部署」というと，目標が違うからなかなか難しい壁が存在するね．

　なるほど．

　例として，手術を受ける患者さんを考えてみよう．もちろん，最初は外来に来てもらって様々な検査を受けるね．そして，入院となった後はどうなるかな．病棟→手術室→集中治療室→病棟というのが大きな手術の場合の一般的な流れかな．

　患者さんは，全身麻酔だと手術室→集中治療室の間とかは少し意識レベルが低いかもしれないですね．それに手術の後で，全身状態が低下しているかもですね．

JCOPY 498-10920

その通りです．外科医師は，この全てのプロセスに関わるけれど，看護師はそれぞれの部署で仕事をしているから，そこでの部署間連携が非常に大切になる．

　といいますと？

　手術を受ける患者さんの場合，手術前の絶飲絶食，バイタルサイン，点滴の位置や特有の問題点があります．それを手術室に適切に申し送らないと患者さんに大きな不利益が起きてしまう．いわゆる予定手術の時は時間があるけど，非常に多くのピットフォールがあるため，チェックリスト形式で病棟看護師から手術室看護師へ情報共有していくのです．

　確かに臨床実習でも長い時間をかけて申し送りをされていました．

　その後，手術室から集中治療室に異動するのだけど，情報共有すべきことはたくさんあります．患者さんに確保した点滴などのライン類，輸液バランス，輸血の有無と副作用，術式とドレーンの位置など非常にたくさんあります．また，部署から部署への患者さんの移動は必ずしも安全ではないので注意しないといけないですね．

　どうして移動が危ないのですか？

　患者さんを移動させていないときは，モニタリングも十分にあるし，点滴ラインや気管チューブが抜けるリスクは非常に低いです．しかし，部署から部署へ重症患者さんを受け入れる際は非常にリスクを伴います．だから，送り出す側と受け入れる側の連携は何よりも大切です．

なるほど，それを必ずしも毎日顔を合わさず，違うアルゴリズムで行動する部署間で連携していかないということですね．

　部署間連携を円滑に行うためには，それぞれの部署内の多職種連携を徹底させておくことが大切ですね．

■ 部署間連携を高めるために必要なこと
～小さなことからコツコツと～

　では，部署間連携を高めるために必要なことは何でしょうか？　もちろん，**各部署内の多職種連携を高めておく必要**があると思います．

　やはり，まずは多職種連携を進めるために他職種業務を知ることが必要であるように，他部署の役割とミッションを理解することだと思います．

　その通りです．新生児室に入る時などは，徹底した手洗いだけでなく，人工呼吸器やシリンジポンプなどに絶対に接触しないような注意が必要ですね．

　次に，部署内申し送りのルールや指示系統を話し合いの上，徹底しておくことだと思いますね．

　その通りです．共に何を申し送るかを確認しあうことです．さらに，質改善のためには何が必要だと思いますか？

　やはり，相互尊重精神ですか？

　そうです．手術室があるから集中治療室があり，その逆もしかりです．お互いが円滑に機能してこそ，両方が活きてくるのでしょう．ですから，少し，おかしいなと思うことがあっても決してことを荒立てずに，落ち着いた言葉で疑問を投げかけることや，システムの問題と思った場合は，上長に報告して対応

することも大切です.

　なるほど.

　後は，定期的に部署の上長同士で情報交換やシステム改善を心掛けたり，最初の方で国政先生が提示してくれたように，相互の短期研修も非常に重要です. また，手術を例にとりましたが，外科医は全ての場面で参画しますので，コーディネーターになれます. 麻酔科医も手術室と集中治療室に深く関わるためコーディネーターとして活動できます.

　その他にも，インシデント事例などを個人攻撃にならないように，相互部署合同で話しあって『今後の改善のためにこうしていきましょう』などというディスカッションも大切ですね.

■ 「部署内の多職種連携」から「部署間連携」へ拡大していく

　例えば，手術室などのようにそれぞれの医療者の役割が明確な部署では，「患者安全のため」という共通目標があるため，非常に職種間連携を進めやすいベースがあります. そして，職種間のトラブルや認識相違があった場合でも，比較的容易に「建設的改善」が行えます. 一方，集中治療室でも定期的なカンファレンスや顔の見えやすい関係性から，集中治療室内での職種間連携は進みやすいと思います. しかし，手術室と集中治療室間というように部署間になると，「チーム」と「チーム」となるため，連携に一工夫が必要になると思います. 看護師でいえば申し送りや物品管理，医師であれば治療方針や術中イベントの共有が難しいかもしれません. しかし，部署と部署のつなぎ目こそが，患者安全的にも非常にリスクが高いことを双方が理解し，それを両方のチームに属する外科医・麻酔科医等が

コーディネーターとなり「相互尊重」を行いながら**「建設的改善（相互批判でなく前向きなシステム改善）」を意識すること**で部署間連携は進んでいくものと思います.

POINT

- ☑ 部署間連携を進める前提として部署内の多職種連携を高めておくことが大切
- ☑ 部署間連携を高めるために相互部署の役割とミッションを理解することが大切
- ☑ 部署間連携を円滑に行うためにも双方に関係が深い職種がコーディネーターとして貢献できる
- ☑ 部署間連携を高めるためには，相互尊重的なコミュニケーションや合同訓練が有効

■参考文献

1) 上原優子, 佐野　樹, 大下順子, 他, 著. モヤっとを上手に活かす多職種連携 - 医療事例から紐解くレシピ集. 東京: 星和書店; 2021.
2) メディッコ, 中山祐次郎, 監, 須藤　誠, 編. 現場から学ぼう！看護師のための多職種連携攻略本. 東京: シービーアール; 2021.

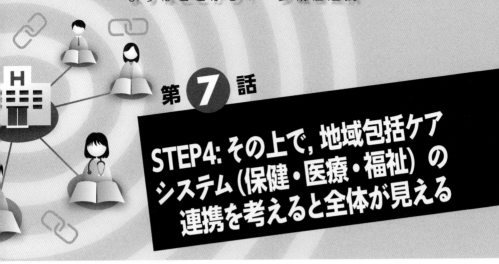

第 7 話

STEP4: その上で, 地域包括ケアシステム (保健・医療・福祉) の連携を考えると全体が見える

Introduction

この章では，自分の病院内だけでなく，病院間連携や病診連携を考えていきたいと思います．いわゆる「診療科内連携」→「多職種連携」→「部署間連携」に続く，最終的な連携目標が「病診連携」であると思います．自分が患者さんの立場になれば，急性期病院から慢性期病院などの移行や，診療所と病院間において断絶があるとすればぞっとすることです．

この章では，昔から多くの医療者が精いっぱい努力しているけれども，なかなか難しい「病診連携をいかにして進めていくか」「地域包括ケアシステム (保健・医療・福祉)」をディスカッションしていきましょう．

■ 「患者さんが，どのような治療・回復・社会復帰のステージを進んでいくのか」を把握していくことが大切

　　　さて，今まで診療科内や同一職種内での連携，多職種連携，部署間連携に関して学んできました．ただ，これだけで果たし

```
┌────────────────────────┐      ┌──────────────────────────────────┐
│  病院間・施設間の連携    │      │ ◆医療・福祉・保健システムへの理解  │
│ (医療・福祉・保健の地域  │      │ ◆情報共有システムのさらなる円滑化  │
│   包括ケアシステム)     │      │ ◆病診連携に対する生涯学修姿勢     │
└────────────────────────┘      └──────────────────────────────────┘
             ▲
┌────────────────────────┐
│     部署間の連携         │
│    (同一病院内)         │
└────────────────────────┘
             ▲
┌────────────────────────┐
│     職種間の連携         │
│   (病棟内, 外来内)       │
└────────────────────────┘
             ▲
┌────────────────────────┐
│  同一職種(医師・看護師)  │
│      内の連携            │
└────────────────────────┘
```

図 7-1 ● 病院間・施設間の連携(医療・福祉・保健の地域包括ケアシス
テム)を考えよう

て十分でしょうか?

　うーん.患者さんは一つの病院だけで治療・回復・フォロー
のプロセスを完結しませんよね.

　ふふふ,いいところに着眼点がありますね.その通りです.
患者中心の医療・福祉システムを理解しようとすると病診連携
も非常によく理解できるようになります.例えば,交通事故で
歩行者が車に跳ねられてうずくまっているとしましょう.どん
なプロセスで治療・回復のステージを歩みますか?

　そうですね.まずは地域メディカルコントロールが起動し
て,救急車で二次救急病院か三次救急病院に搬送されます.

　はい,そこで内臓損傷や脳出血はないけども下肢の開放骨折
があった場合どうなりますか?

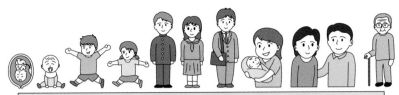

病院・診療所

公衆衛生(保健所,ワクチン接種,感染症法など)・福祉制度

1 ライフステージごとの各医療者の役割 をイメージし,自職種の役割と
　連携を考える
2 そして,未来医療における連携スキルの基礎を養う

図7-2 ● 地域包括ケアシステムの連携を考えてみよう

　　はい,直ちに手術室で全身麻酔下に創外固定と洗浄が行われ
ます.その後も術後遅発性の症状が出ないか集中治療室等で
フォローします.

　　そうだね.その後,集中治療室から一般病棟に移動して退院
かな?

　　いえいえ,その後,おそらく急性期病院から慢性期病院に転
院になると思います.そこでリハビリテーションを行い,身体
機能の回復を得た後,自宅退院になると思います.

　　そうだね,比較的若年で元気な人はそうなるけども,ご高齢
で障害が残るような場合は要支援・要介護などの認定を受けた
りすることもある.すなわち,地域医療の中での連携,保健・
福祉・医療間という地域包括ケアシステムでの連携を実践する
必要があるんだ.

　　ああ,確かにそうですよね.保健所が地域医療の中で非常に
重要な役割を果たしていることは新型コロナウイルスパンデ
ミックで痛感致しました.

患者さんや一般市民レベルからみれば「保健・医療・福祉」のどれも外せませんね.

　私たち医療者も一般市民であり，みな地域社会の中で地域医療を支えているという感覚が大切だと思いますね.

　そうです．急性期の病診連携，急性期から慢性期への病診連携，慢性期の病診連携など非常に様々です．このような多様な病診連携を円滑に進めることが患者さんの予後や満足度を上昇させることは容易に想像できます.

■ 病診連携レベル・地域包括ケアシステムレベルの多職種連携はまさに生涯教育

　では，このような病診連携・地域包括ケアシステムレベルの連携を進めていくにはどうすることが大切でしょうか？

　やっぱり，まずは病院・診療所などの施設間でなく施設内の連携スキルを身に着けていき，連携が必要不可欠という姿勢が大切と思います.

　そうですね．では，次に施設間の連携で一番使われているのは何でしょうか？

　えーっと，紹介状でしょうか？　最近は検査データや画像データの共有もどんどん進んでいますね.

　その通りです．以前に比べて紹介状は非常に長めになりましたし，電子カルテの普及とともに読みやすくなりました．また，電子カルテで取り込むことができるため，その病院の全職種が閲覧可能です．ただ，紹介状は主に医師が作成するため，一つの視点だけで終始してしまうという欠点もあります.

なるほど.

でも，最近は緩和医療の地域移行などで看護師なども紹介状にあたる「情報提供書」を作成することもあります．また，在宅ケア以降の場合は，ケアマネージャーを招いて病院で多職種退院カンファを病診合同で行います．これが双方向性で非常にいいのです.

それ，とても理想的ですね．そのレベルになれるように努力します.

病院連携は本当に難しいです．何故なら，私たちは私たちの日常的に活動している環境に基づいた観点に視点が偏ってしまうからです．また，医師であれば急性期・慢性期・診療所と様々な形態の医療機関に勤務しますが，医療と福祉の間の連携はイメージしにくいところも阻害因子となります．さらに，医療福祉システムの在り方も時代と共に移り変わるため，変化に対応できるスキルが必要です.

はい，少しでもスキルアップできるように頑張ります.

まさに，病診連携の円滑化は多職種連携の究極であり生涯学修の姿勢が必要と思います.

地域包括ケアシステムにおける連携を実践することが最終目標？

地域医療とは地域包括ケアシステム，すなわち「保健」・「医療」・「福祉」の総合環境の中で医療を実践することです．言い換えれば，地域で生活する患者の治療やケアを行う場合，全ての医療者は地域医療に参画することになります．厚生労働省が

進めている「医療の機能分化」とは，それぞれの医療機関の機能に応じて役割を，患者さんの治療ステージに対応して医療機関同士が連携することで効率の良い医療を目指すことです．**私たちは全ての病院に同時に所属することはできず，病診連携・病病連携を行いながら連携をイメージしていく必要**があるのです．

　例として医療システムにおける医療機関を機能的に分類してみます．

◎「**診療所，クリニック**」

　比較的軽症な疾患や慢性的な症状で入院の必要はないが，薬を飲み続ける必要がある場合などに，身近にあって日常時に受診可能な医療機関．かかりつけ医ともいわれます．

◎「**高度急性期・急性期病院**」

　「手術などの高度治療などを中心に，状態の早期安定に向けた医療を行う病院」のことを指します．救急医療だけが「急性期」ではなく，迅速な対応を要し，経過がスピーディーな手術医療なども「急性期」と定義されます．

◎「**回復期病院**」

　急性期状態の安定後に，「在宅復帰や社会復帰に向けた医療やリハビリテーションを提供する病院」と一般的に定義されます．

◎「**慢性期病院**」

　「症状安定後に，長期療養が必要な患者を入院させる病院」と定義されています．

　日本には大学病院からかかりつけ医まで様々な医療機関があ

ります．病院群が連携することで，従来の「一病院完結型」から，「地域完結型」への転換が進んでいます．医療者の皆さんは同一の病院で活動していても患者さんはそれぞれの状態に合わせて治療現場が変化する訳です．そのため，多職種連携に関するスキルを高め，病診連携・病病連携を考え，実践するスキルを身につけてほしいと思います．

ⓟOINT

- ☑ 病診連携のためには，職種内・多職種・部署間連携を整えることが大切
- ☑ 病診連携には急性期間，急性期−慢性期間，慢性期間など多様に存在している
- ☑ 病診連携には医療だけでなく福祉的側面の理解が必要
- ☑ 病診連携レベルの連携教育は生涯学習が必要

■参考文献
1) 永井康徳, 永吉祐子. 在宅医療 たんぽぽ先生の 実践！多職種連携. 京都: 金芳堂; 2020.
2) 田中　元.《全図解》ケアマネ＆介護リーダーのための「多職種連携」がうまくいくルールとマナー（New Health Care Management）. 東京: ぱる出版; 2019.

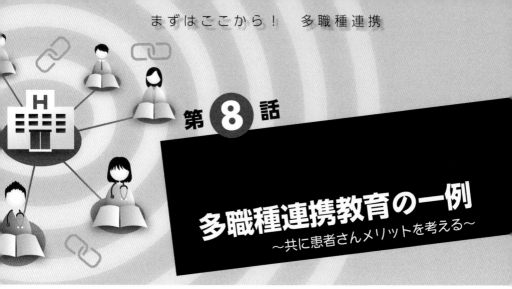

第8話

多職種連携教育の一例
～共に患者さんメリットを考える～

Introduction

第8章と第9章では多職種連携教育のグループワークについて学んでいきます.

医学部6年生の中山さん，藤田さんと看護学部4年の桑野さん，菊田さんがグループワークで下記のシナリオを検証しています. シナリオは1週間前に配布され，参加者それぞれが予習をしたうえで臨んでいます.

グループワークのテーマ: 神野さんの今後の治療に対しどのような支援が必要かをそれぞれの立場から考えてください.

▦ グループワークのシナリオ

　　上田さんは現在，38歳，行動科学の大学院を出たあとに，緩和ケア病棟で臨床心理士をしています. 人間の死というものを受容するときにはさまざまな感情が入り乱れ，その感情をうまくサポートし，終焉のときを安らかに迎えていただくことが自分の仕事であり，生きがいです.

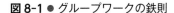

グループワークの鉄則
●他者の意見は最後まで聞く
●他者の意見を聞いて自分の考えを述べる
●自分の意見を通すのが目的でなく，その
　症例の患者や家族に対する
「チームとしての最善対応」を考える

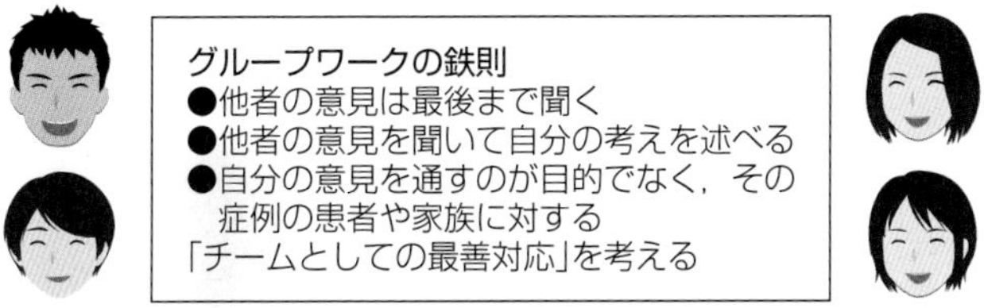

図 8-1 ● グループワークの鉄則

　ある日，42歳の女性医師，神野さんが入院してきました．病状は乳がんの全身転移で，余命は3カ月程度です．同じく医師である夫とは3年前に離婚し，子供は神野さんが親権を取得し，一緒に暮らしています．前夫はすでに再婚し，自分との間にできた子供達へは養育費の支払いのみでケアが薄い印象があることは否めない．子供は，9歳になる啓ちゃんと，6歳の葵ちゃんの2人です．毎日，神野さんの母親が子供たちを病室に連れてきてくれる．まだ幼い子供たちを見ていると彼らの今後のことが非常に不安である．

　あるとき，神野さんが「自分の死を子供たちが受け入れてくれるでしょうか．私は医師ですからがんの終末期の身体状況がどんな風になっていくかを存じています．そんなときに憔悴していく私の姿を子供たちの心に残しておきたくないのです．今の親のぬくもりは残しておきたいのです…あの子達は私が死んだら，お父さんもお母さんもいなくなるのです．」と上田さんに心の内を示してくれました．

　はい，それでは皆さんでこの事例に対するディスカッションを進めてください．

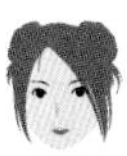

　医学部6年生の中山です．よろしくお願いします．乳がんは比較的若年性に発症することもあります．余命は3カ月程

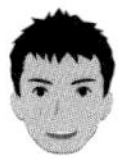

度ということですが，これはあくまでも，全身状態と検査所見から推測される余命だと思います．ですので，幅を持って支援を続けることが大切と思います．また，本人は医師ですので，はっきりとした説明も必要だと思います．

　少しいいでしょうか？　医師だからと言って，余命や状態について正確無比に知りたいと思っているのでしょうか？　というわけではないかもしれないので，どのような説明をご希望されるのかも聞いた方がいいかもしれませんね．

　おそらく 42 歳ですので，ご両親も健在と思います．このような状況を 1 人で背負うのではなくキーパーソンとなる方々にも支援に入っていただき大切な時間を大切に使って欲しいと思います．

　ご意見有難うございます．まさにその通りです．そうですね．緩和医療のことばかり考えていました．

　ホスピスについて調べましたが，神野さんが残りの時間をどのように過ごしたいのかを相談しながら，身体症状をコントロールした方がいいと思います．お子さんと家で過ごしたいのであれば，できるだけ痛みの内服調整や，骨転移などで日常生活動作が障害されているなら装具なども有効と思います．

　私は，お子様のことを心配されていることを解決していかないと，心理的に厳しいままだと思います．神野さんが亡くなられた後にお子さんたちにどのようなケアが提供可能かも話し合っていかないといけないと思います．後は，別れた旦那さんとの関係性も考えないといけないと思います．

　既に離婚しているので関係ないのではないでしょうか？

法律的にはそうかもしれませんが，精神的な状況はそうではないかもしれません．もしかすると余命3カ月という事実を知ればお子さんのことも含めて前向きに話し合えるかもしれません．

　なるほど，あくまでも神野さん本人のお考えを尊重ということですね．

　その後も建設的なディスカッションが継続しました．

　結局，神野さんと最初にカウンセラー上田さんと医師，看護師で今後の方針について相談し，ご両親や神野さんが希望すれば元旦那さんに連絡する．神野さんの不安を聞きながら，医療として提供可能な支援を考えていくという方向性でまとまりました．

■他学部合同での多職種連携グループワークの後に「自分は今後どうすべきかを深く考える」

　さて，医学部と看護学部の合同グループワークお疲れさまでした．

　とても緊張しました．看護学部の学生の方が年下なので，意見を言いやすいような環境作りを意識しました．

　中山さん，非常によくできていましたよ．

　いや，いろいろな視点を学べて良かったです．僕ら学部の最終学年同士ですけど，医学部と看護学部では視点が異なり，勉強になりました．

　そうだね．達成感はあったと思う．でもそれだけでは，不十分なのだよ．卒後の臨床現場なら，明日から話し合った点は多

くの場合改善できる．だけど君たちが活躍するのは今から10年，20年後の医療界だよ．それまでにどうやって学んでいくかを考えていかないといけない．

　なるほど．ところで，こういう医療問題や倫理的な問題はどうやって学べばいいでしょうか？　もちろん，患者さんのお話を聴くなどが一番だとは思いますが…

　できるだけ患者さんの闘病記や，それぞれの医療現場で，生涯をかけている人達の本をしっかりと読みこむことが大切と思うわ．医師が書いたものであれ，看護師が書いた本であれ，命に向き合って考えたことを知ることは，皆さんのためにもなります．

　そうですね．時代を超えた多職種連携の学びと言えますね．

■多職種連携教育科目はどのような態度で受講すればいいのか？

　多職種連携教育の方法は合同授業から，公衆衛生や保健医療領域におけるフィールドワーク，臨床現場での合同カンファレンスまで多様です．

　どのような教育方略においても共通する学修目標として，「他職種の役割を理解し尊重できる」，「他職種と建設的なディスカッションを行い患者にとって最良の解決策を提案できる」が含まれます．「共通目標」と「学部や職種ごとの学修目標」を設定することで，各学部や各職種における学修背景との連続性を担保できます．

　多職種協働の重要性が医療現場において認識されるに従い，多職種連携教育の意義や教育概念も広まりつつあります．卒後の医療現場における多職種連携教育は，直接的に臨床課題を検

討し,「実践的な」学びを得られるため多職種協働の「実践」
につなげやすいメリットがあります.

　対照的に,卒前の医療系学生を対象とした多職種連携教育導
入では,臨床現場や医療システムに十分習熟していないため,
イメージが難しい部分があります.治療内容・プロセスや医療
システムに関しては積極的に自分で調べると学修効果は上がり
ます.また,ファシリテーターの先生に質問していくことで,
考えがまとまることもあるでしょう.自身の考えをしっかりと
持った上で,「連携」について考えていく必要があります.

　卒前で皆さんが受講する多職種連携教育科目は,

①他学部横断的に,将来遭遇する可能性が高い課題を考える

だけでなく,

**②自分の考えをしっかりと持ち,参加する他者の意見を尊重し
　ながら,「連携」について考える**

という姿勢が大切です.

　特に,卒前では自職種の役割と職務範囲の理解が完全ではな
いこともあるため,十分な予習が必要だと思います.

- ☑ 多職種連携グループワークでは自分の意見をしっかりと持ち，他者の意見を建設的に取り入れる姿勢が大切
- ☑ 多職種連携教育では自分の考えをしっかりと持つために予習が大切
- ☑ 医療系学生で行う多職種連携教育では，治療内容・プロセスなどのイメージが難しいこともあり，積極的に調べたりファシリテーターに質問しよう
- ☑ 多職種連携教育ではグループワーク施行後に最後，自らの省察を行うことが大切

■参考文献

1) 星野一正. 医療の倫理. 東京: 岩波新書; 1991.
2) 大学病院の緩和ケアを考える会教育部会, 編著. 物語で学ぶ緩和ケア: みんなでめざすチーム医療. 東京: へるす出版; 2021.

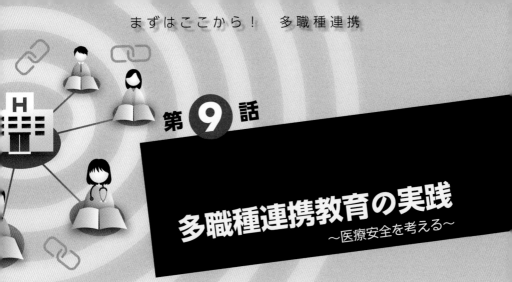

まずはここから！　多職種連携

第 **9** 話

多職種連携教育の実践
~医療安全を考える~

Introduction

この章では医療安全に関する多職種連携について考えます.
これも第8章のメンバーと同じく，医学部6年生の中山，藤田君
と看護学部4年生の桑野さんと菊田さんが参加しています.
グループワークのテーマ: 次にこれらに関係した主な要因を分析
し，医療チームの機能をどのように向上させれば防止できたか，各
職種の視点からの意見を抽出し，議論の上で発表しなさい.

■■ グループワークのシナリオ

　　68歳の男性，野上さん．4年前の健康診断における心電図
検査で心房細動を指摘されていました．循環器内科で，心房細
動と確定診断を受け，カテーテルアブレーション治療などを試
みました完治しませんでした．心房細動が継続していることか
ら，循環器内科医はワルファリンを処方し，定期的に検査を続
けています．野上さんは，循環器内科の近くの保険薬局でワル
ファリンを調剤してもらっていました.

●グループワーク時に求められる態度【国政案】
　積極的参加態度
　相手の意見を尊重したコミュニケーション

●レポート作成の基本姿勢【黒澤案】
　❶コピーは絶対禁忌　引用する際は必ず引用先を書く
　❷レポート内容をしっかりと理解しておく
　　バランスとして科目内容半分，自身の考え半分
　❸字数は8割必ず満たす，規程字数を超えてもいけない

　＋α
　• 電子提出の場合は，「提出できているか」を確認する
　• 誤字・脱字を徹底して確認して減らす

図9-1 ● 多職種連携の評価

　3年前，健診で大腸癌が発見され，腹腔鏡下大腸切除術を受けました．術後経過は良好で日常生活動作に問題はありません．

　4カ月前から，かかりつけの歯科医院に通院中で，う歯の診断を受け，しばらく治療を続けていましたが歯根の吸収と動揺が激しいため，抜歯の方針となりました．

■ 2週間前の歯科医院において

　虫歯の治療を行ってきましたが，抜歯が必要です．ワルファリンを服用されているとのことなので，抜歯術を行う際の出血が心配です．お薬を休薬してもいいかは私では判断できません．循環器内科の先生に確認してください．次はいつ受診ですか？

　はい，1週間後に循環器内科受診です．

　それでは，2週間後に抜歯の予定を取っておきますね．おそらく薬剤中止になっても1週間中止していれば十分ですから．

はい，わかりました.

1 週間前の循環器内科受診日

待合室で野上さんと奥さんが会話しています.

 ワルファリンやけど，大腸の手術の時にも 1 週間中止していたから，今度もやめていいと思うよ. 聞くまでもないと思うけど.

 歯科クリニックの先生が『循環器の先生に確認してください』と言っていましたよ. 自己判断で中止すると何か起こったとき後悔しきれませんよ.

 大腸手術は 3 時間かかったし傷も大きかった. でも今回は歯だよ，歯. 問題ないに決まっているよ. いちいち聞くのが面倒だよ.

結局，野上さんは，抜歯を受ける際のワルファリン中止について一切聞くことなく退院しました.

循環器内科受診後の保険薬局において

 いつものお薬のワルファリンですね. 何か変わったことはありますか？

 抜歯をするのですが，ワルファリンはどうしたらいいのかしら？

 循環器内科の先生に聞きましたか？　先生の指示に従うしかないですよ.

 大丈夫です. 確認するまでもないことです.

抜歯術当日，野上さんは「はい，1 週間前から中止してよい

とのことでしたので，中止してきました」と歯科医に伝えました．歯科医は少しいぶかしげでしたが「循環器内科の先生に確認いただいていたのでしたらば問題ありません」と抜歯を行いました．

　抜歯術1週間後に，野上さんは突然左手が思うように動かなくなりました．直ちに救急車が要請され，循環器内科でかかっている総合病院に搬送されました．

　救急部に循環器内科医が現れ直ちに経胸壁心エコー検査が行われました．

　何か微小血栓が左心房にあるみたいです．おそらく血栓ができて微小な脳梗塞をきたしているものと思います．ワルファリンを定期的に内服されていますよね？

　はい，毎日内服していますよ．でも，抜歯を1週間前に受けた際に1週間止めました．大腸癌の手術の時もそうでしたので…

　大腸癌の手術の前はワルファリンを中止した後に入院していただき，毎日ヘパリンの点滴を手術当日朝まで続けていただいたと思います．おそらく血栓ができた理由はワルファリンを中止されたからだと思います．抜歯にはガイドラインがあり，ワルファリンを中止する必要はないのです．

　あなた，やっぱり確認しなかったからですわ．

　野上さんは，早期発見による血栓溶解療法で脳梗塞の症状は改善した．しかし，薬剤内服の確認に関して自己判断で行ったことを悔やむのみであった．

■ 患者安全，医療安全は多職種連携，部署間連携で構築していくもの

　第8章は中山先生からだったので，看護学部4回生の私から始めさせていただきます．この症例はまさにこの本で学んできた多職種連携，部署間連携，病診連携の難しさを感じました．大腸癌の手術前は入院してヘパリン代替療法を受けていたものの，患者さんサイドとしては，そのことを十分に認識できず，自己判断でワルファリンを中止してしまったという事例だと思います．

　僕は，歯科抜歯でワルファリンを中止しなくていいということを知りませんでした．

　医学部と歯学部は近いようにみえて遠いところもあります．

　この安全シナリオの大切なところは，患者さんの薬剤認識にはどうしても限界があり，さらに医師に確認ができる雰囲気でなかったということがあるでしょうね…

　そうですね．おそらくワルファリンを処方される際に出血傾向が助長されることから，頭を強く打たないようにとかの説明は受けておられたのではないでしょうか？

　そうですね．同じ病院内であれば，電子カルテ等で状態を確認できますし，電話1つで医療者が確認しあうこともできます．ただし，今回のように日頃あまり関係の薄い病診の連携は極めて難しいです．

　そうですね．今回は，①患者さんの小さな不安や疑問を聴くことが患者安全・医療安全につながる，②病診連携の難しさを理解しながら診療活動を行う，というところでしょうか．

インターネットで調べれば薬剤に関する知識も出てきますが，バランスを欠いた内容も多いため真偽の判断が難しいですね．

そうですね，これからますます AI が医療に活用されてきていますが，その AI による医療情報や診断が正しいかを学ぶ姿勢が私たち医療者に求められていると思います．

▦多職種連携教育の評価〜レポートは考え抜いて 自分の考えを書こう〜

あのう，聞きにくいのですが，こういう多職種連携教育の評価ってどうなるのでしょうか？

学生さんだから当然評価は気になりますよね．まあ，評価法は学部により異なることが多いのですが…総論をお話ししましょうか？

お願いします．やっぱり心理的安全性をキープした状態で学びたいです．

まず，演習・実習が多いので，欠席や参加態度が悪いのは絶対ダメだと思います．多くの大学では，合同演習の取り組み方も大きく評価されていることが多いようです．

なるほど，先生たちがローテーションしてきているのはそういうこともあるのですね．

まあ，これはあくまでも皆さんの議論がいい方向にいくようなファシリテーションだけどね．積極的な参加態度は最低条件だけど，それだけを評価していることはないです．この科目は知識による筆記試験は難しいので多くの医療系大学ではレポートで評価しています．レポートのテーマに沿って，深く考えたことを記せば大抵の場合大丈夫です．

レポートの落とし穴はありますか.

　もちろん，あるよ．まあ僕の考えるレポート 3 原則は下記のようなものだよ.

❶絶対にコピーアンドペーストはしない．引用時は最後に引用文献を明示する

❷レポートのテーマに対して，その科目で経験したことを半分，自分の学びや考えを半分とする

❸字数は必ず 8 割は記す

だね．これを守っていれば，どのような評価者がどのように評価しても合格基準を下回ることはないと思うよ．あくまでも僕の考えだけど.

　なるほど.

　個人的には，多職種連携教育のレポートはその科目だけでなく，自分達が将来の医療界で多職種連携を進めるための方策や，それまでどのようなことに注意して学修していくかを記してほしいな.

■多職種連携教育の目標は『将来の医療界で質の高い「多職種協働」を実現するため』

　質の高い医療を実現するために「各々の高い専門性を前提に目的と情報を共有し，互いに連携および補完し，患者の状況に的確に対応した医療を提供する」という多職種協働が必要不可欠です.

　医学部をはじめとする医療系学部では，学生達にこのチーム医療の必要性を理解してもらうために「多職種連携教育」が行

われているのです.

　多職種連携教育は,「合同授業」,「模擬カンファレンス」,「フィールドワーク」,「シミュレーション」まで様々です. 多職種連携教育の学修目標として「他職種の役割を理解し尊重できる」,「他職種と意見交換を行い患者に取りベストな解決策を提案できる」などをあげていることが多いと思います.

　しかし, 長期的な学修目標は「ライフステージにおける多様な医療支援を理解し, 他職種と共に適切に行動できる」「将来の医療界で質の高い「多職種協働」を実現できる」ということなのです. 自分の専門性を高めつつも, 将来の医療現場でいかにして職種内, 職種間, 部署間, 病診連携を円滑に行うかを意識していくのかが大切でしょう.

Ⓟ OINT

- ☑ 患者さんの小さな不安や疑問を多職種で聞き, 共有することが患者安全向上に寄与する
- ☑ 日常的に病診連携が薄い部署ほど, 確認が大切
- ☑ AI 時代の医療では多職種が患者安全, 医療安全を守っていく姿勢が大切
- ☑ 多職種連携教育の長期的成果として「ライフステージにおける多様な医療支援を理解し, 他職種と共に適切に行動できる」「将来の医療界で質の高い"多職種協働"を実現できる」があげられる

■**参考文献**

1) 藤谷克己. [改訂新版] 医療リスクマネジメント入門－多職種連携で患者の安全を守る!　東京: DTP 出版; 2020.
2) 石川雅彦. リスクアセスメント力が身につく 実践的医療安全トレーニング. 東京: 医学書院; 2016.

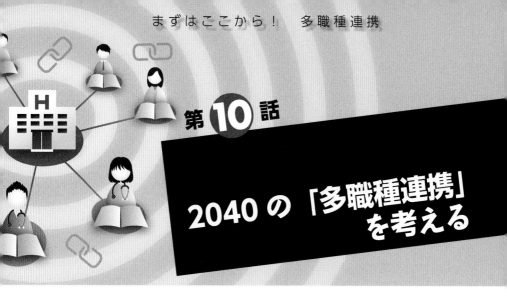

第**10**話

2040 の「多職種連携」を考える

Introduction

黒澤先生は，現在の学生達の多職種連携教育で，主体的に取り組む学生たちの姿をみて頼もしく思いました．

医学生であった 1990 年代に「未来の医療を担うのは君達だ」と当時の教育者たちに言われながら育った彼は，「今がその未来だが自分はきちんとやれているかな？」と思索にふけっています．

また，彼は幼き日々を思い出し，両親や当時の先生から「どうすれば世界中の人たちがお互いを尊重しながら，発展させていくことができるかを考え続けましょう．」と言われながら，学業を積んでいたことを思い出しました．日本の復興と高度成長を経験し，1970 ～1980 年代の子供達を育て上げた今鬼籍に入りつつある世代のことを思い出しながら，「あの時の子供ですが，今自分は医療人としてきちんと社会に貢献できているだろうか．先輩方から受けついだアートとサイエンスを伝導できているのだろうか？」としみじみと感じました．

そんな中，彼は「中山君や藤田君が責任を持った医療を行うことができる 2045 年くらいに医療はどうなっているだろうか？　その

74　　まずはここから！　多職種連携　　　　　　　　　　　　　　JCOPY 498-10920

ような時代における連携ってどうなっているのだろう.」と考えながら眠ってしまいました.

■むにゃむにゃ……今から先は黒澤先生の夢のお話です

黒澤先生は白髪が増えていました. カレンダーをみると2040年となっています.

えっ, 何. 20年くらい時が進んでいる. しわも増えて髪の毛まで白い. ううっ, 胸が重い感じがする. いや, マジで苦しいのですけど…心筋梗塞かな…誰かに助けを求めないと…

バタッ, 黒澤先生は執務室で倒れてしまいました.
しかし, 5年前に狭心症と診断された黒澤先生の胸には携帯型心電図モニタリングがついていたのでした.
ただちに, 地域メディカルコントロールに黒澤先生が狭心症であることと, 倒れた地点が報告され, 救急車が出動しました. その時点で, 受け入れ可能な救急病院に一斉に通知がされました.
65歳男性, 狭心症の既往あり, 心電図V1-V4でST上昇, 意識消失しています. 受け入れ可能な病院はご連絡をお願いします
ここは, 讃岐医科大学病院救急部です.
今日の看護師リーダーは桑野看護師で, 救急部医師リーダーは中山先生です.

今日は『これまで救急要請がなくて静かだな』と思っていました. たった今, 1名受け入れ可能かの連絡がきました. うちは現在初療をしていませんので受け入れます.

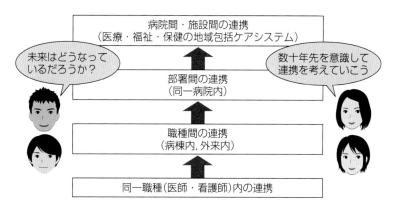

図10-1 ●「未来の医療」における同一職種間連携から施設間連携までも
考えよう

 はい，もちろんです．情報をみましょう．発症から5分で
現場到着，あと10分でうちに来ますね．62歳男性，黒澤公
太郎…これ医学教育学の黒澤先生じゃないですか？

 本当ですね．でも落ち着いて対応しましょう．中央メディカ
ルコントロールからの黒澤先生の心電図が送られてきました．

 ああ，広範にSTが上昇しているね．もしかするとカテーテ
ルだけで済まないかもしれないから，心臓外科に連絡しましょ
う．あと，大動脈解離を否定しないといけないから胸部造影
CTも連絡しましょう．

 はい．わかりました．初療チーム集まってください．また，
関係各所にも早期検査や診断が必要なレベルCの患者さんが
きていることを共有してください．

 常時心電図モニタリングのおかげで救急車出動と受け入れが
本当に早くなりました．いわゆるゴールデンタイムで治療でき
て救命できる人たちが増えました．まさにソーシャルホスピタ
ルです．

　発症から 15 分後，地域メディカルコントロールの救急車により黒澤先生が救急部に運ばれてきました．直ちに採血を行い，緊急度 A で採血室に連絡です．そして，造影 CT で大動脈解離は否定されましたが，心臓カテーテル検査で冠動脈 3 枝病変が示唆されました．

　先生，検査室から異常値連絡です．心筋トロポニン異常高値です．

　直ちに心臓血管外科と循環器内科のスタッフと遠隔モニターでカンファレンスです．手術室にも 3 枝病変の患者さんがいて，冠動脈バイパス術になりかねないことをお伝えして，あと，ご家族さんにも情報をお伝えしないといけないので面談室にお通ししておいてください．

　直ちに救急部のモニターに心臓血管外科と循環器内科の医師の顔が映し出され，発症時の心電図や造影 CT 結果などが共有され，中山先生によりプレゼンテーションが行われました．

　心臓血管外科チーフの藤田です．黒澤先生が心筋梗塞だってね．不幸中の幸いでまだ発症から 30 分なので全治が期待できますね．まだ，65 歳なので，根治性の望める冠動脈バイパス術が適応と思います．既往歴などの情報は揃っていますね．

　はい，電子カルテからはアレルギーなし，内服薬はカルシウム拮抗薬のみです．

　中山先生，一緒にご家族に説明しましょう．私たちは黒澤先生の弟子です．何としてでも救命しましょう．

そして，中山先生と藤田先生，桑野看護師同席の下，黒澤先生の病状と手術同意を得られました．

 時間との戦いですので，直ちに手術室に入室します．

 本当に不安だと思います．今後の集中治療室などの案内はビデオを作成していますので，よろしければご覧ください．ご不安なことが多いでしょうが，何なりとご連絡ください．
黒澤先生の家族は『こんなに迅速に対応いただいてお任せします．』とのことでした．
桑野看護師はしばらく家族の不安を聴き支援するために説明室にいることにしました．

発症から1時間経過の段階で黒澤先生は手術室に入室し，ロボット支援下での冠動脈バイパス術が行われました．黒澤先生は人工呼吸のまま集中治療室に移動しました．
集中治療室では，麻酔科医，手術室看護師などの手術室スタッフと集中治療医，集中治療室看護師で申し送りをします．疑問点に関しては，藤田先生が司会をしながら，目標が立てられました．黒澤先生のご家族には，適宜，黒澤先生へ声のメッセージが届けられるように iPad が渡されました．

そして，手術翌日に全身状態が良好であることや心機能に異常がないことを確認し，黒澤先生は覚醒しました．

 先生，わかりますか．ここは集中治療室です．

 あれえ，僕は死んだのではなかったのかなあ．

お久しぶりです．先生は心筋梗塞になってすぐに搬送され冠動脈バイパス術を受けられたのですよ．

　本当だ．ドレーンが入っていますね．胸は痛くない．でもどうして意識を失うレベルなのに助かったのかな．

　以前，狭心症の既往があったので心電図遠隔モニタリングをしていたのです．それで迅速な搬送，迅速な手術となった訳です．

　なるほど．まさに，救命の連鎖という究極の病診連携が実践されたという訳ですかね．

　はい，心電図や画像検査，既往歴などはAIの活用により非常に進歩しています．ただ，それに飲み込まれず，職種間連携を実践しているのです．

　その後，黒澤先生は，一般病棟で移動し，リハビリテーションのために回復期病院へ移動しました．その際の申し送りは遠隔会議システムを用いて，讃岐医科大学病院と回復期病院の間で行われました．1カ月して黒澤先生は大学に復帰しました．

　あー，皆さん，ご迷惑をおかけしました．本日から職務に復帰致します．

　ご退院おめでとうございます．

　いやあ，患者さんの立場になってからより多職種連携の必要性を理解したよ．逆にこわいくらいに僕の病態や治療目標が医療スタッフに共有されているのだから．あと，僕は夢の中で家族の励ましの声が聞こえたのだけど…

あれは，遠隔で集中治療室にご家族の声を届けていたのです．科学的エビデンスはないですが，ご家族やご本人のケアになると思います．

素晴らしいことです．**まさに AI 時代においても人間性を持った医療が大切ということを表していますね．**

そうですね．ご家族に対する手術説明などは対面で説明室で行いましたし，不安に対する受容や支援などは桑野さんが対面で行ってくれました．

なるほど，対面と遠隔のいいところを組み合わせたハイブリッドということですね．やはり医療は技術と人間性のバランスですね．

▦黒澤先生は夢のお話を次の多職種連携教育の現場で皆さんに共有しました

…と，いう夢を見たのですよ

本当にリアルですね，でも近未来においては AI が活用されつつも人間性に配慮した多職種連携がさらに尊重されていくのでしょうね．

そう思います．

先生，情報共有が部署間，病診レベルでも行われるということはそれだけ個人情報という概念も注目されるのではないでしょうか？

その通りです．おそらく**医療従事者の守秘義務というのはさらに重視されていく**ことでしょう．病院・診療所間の連携を進めるにあたっては注意深くシステムを作らねばなりません．

この本を読んで学んだことは何でしょうか？

 やっぱり，自職種が他職種や社会から期待される役割をイメージしながら，一流の専門性を持ちたいと思います．

 私は，患者さんがどのような流れで入院・転院・回復していくかをきっちりと理解でき，医療・福祉システムの中での連携をイメージしたいです．

 私は，多職種連携・部署間連携をきちんと進めるために，**きちんと意見提示と相互尊重ができるようなコミュニケーションを大切にしたい**です．

 私は，AI医療時代になっても人と人のかかわりが医療であることを大切に連携を高めていこうと思います．

 素晴らしいです．私たちが学生の頃も，次世代医療は君たちが担うと叱咤激励され，期待されてきました．我々のアートとサイエンスを継承するためにも，是非とも未来の多職種連携を意識しながら成長していってください．

 おそらく，私たちが今述べた以外の「新たな連携」も今後ニーズが出てきます．だから，20年後，30年後に応用できるような連携を意識してね．

 ありがとうございました．

■■■ 予測しきれない未来医療における多職種連携教育のために

　医学医療界は，社会環境変化や生命科学発展により，継続的に変化せざるを得ない状況です．社会が変化するということは止まらず，技術の進歩も止められないため，私たち医療者も「変化への対応」を意識する必要があります．

今我々は,

- 高度医療テクノロジーによるさらなる先進医療（再生医療，遺伝子改変など）
- 生命科学発展による人間の尊厳への影響
- AI 時代の到来と情報管理
- 患者の権利意識増大

をはじめとする多面的な影響に直面しています．このような変化に対応するためにも，「細分化する専門性と，総合アプローチのバランス」が継続的に議論されており，多職種連携の必要性が叫ばれているのです．

さらに，皆さんが責任ある医療を担う 10 年後，20 年後における医療界においては，現段階で予測がつかない問題が出現しているでしょう．ますます進むグローバル化により，新型コロナウイルスのような世界的パンデミックも，再度発生するでしょう．

このような激動する医学医療の現状への医学教育の変化に対して，様々な医療職が連携して働くこと，すなわち「多職種協働」が求められます．何故なら，社会環境や生命科学の変化に対しては，多くの医療職による社会全体での対応が必要だからです．

未来社会，未来医療をイメージしながら，将来の医療界で活躍するために今からどのような学びが必要かを考えていくことが大切と思います．

ⓟOINT

- ☑ 多職種連携を高めるには「自職種の役割を再認識し，他職種の役割」も理解することが大切
- ☑ 診療科内・職種内連携を確立した後に多職種連携がある
- ☑ 部署内での多職種連携を高めるだけでなく，部署間，病診連携へ活かしていく必要がある
- ☑ 未来の医療界での多職種連携をイメージしながら，どのように学んでいくかを考えていく姿勢が大切

■参考文献

1）井川房夫. これだけでわかる！医療 AI. 東京: 中外医学社; 2021.
2）藤井博之. 地域医療と多職種連携. 東京: 勁草書房; 2019.

あ と が き

さて，これで多職種連携教育の入門に関する黒澤先生と学生達の学びに関する実況中継は終わりです．

おそらく，この後，皆さんは，様々な臨床現場での他職種との関わりやその関係性に関する経験を積んでいくものと思います．

そして，他職種との関わり以前の同一職種内でのチーム育成の必要性についてもイメージを深めていくことでしょう．さらに，患者安全的には部署と部署のつなぎ目こそが非常にリスクが高いことが知られています．ゆえに，同一部署内での連携教育が改善された次のステップとして「部署間連携」をイメージする必要があります．また，近年病院はその機能ごとに役割が異なります．いわゆるクリニックから急性期病院，慢性期病院などその機能は様々です．このような病診連携，医療福祉連携などが円滑に行われないと，患者にとり不利益が起こります．

ゆえに，

① **多職種連携教育以前に，医療システムや各職種の役割を知ること**

② **職種間の連携の前に，同一職種内でのチーム育成を学ぶ必要性があること**

③ **多職種連携教育を超えて部署間連携，病診連携など視野を発展させていく必要があること**

これらは近未来でも変わらないと思います．

また，AI 時代の医療においても，人間と人間の間の共感は非常に大切なものになります．

④ **AI 時代における人間性を意識した多職種連携教育を考えていくこと**

が未来医療を担う皆さんに期待されていると思います．

また，この書籍は文部科学省による「ポストコロナ時代の医療人材養

成拠点形成事業」である「～多様な山・里・海を巡り個別最適に学ぶ『多地域共創型』医学教育拠点の構築～」の一貫として行わせていただきました．この書籍が未来の地域医療を担う医療系学生の皆さんの「連携意識」向上に少しでも役立てれば幸いです．

　このような実況中継形式の多職種連携教育入門書の作成に関し，許可と監修をいただきました横平政直教授に心より感謝申し上げます．さらに，私の様々なイラストや編集希望に我慢強くお付き合いいただきました中外医学社企画部弘津香奈子様，編集部歌川まどか様にも心より御礼申し上げます．

著者　記

索　引

あ行

医師	19
医療安全	5
インシデント	35

か行

回復期病院	56
看護師	19
患者安全	5
緩和医療	42
急性期病院	53
クリニック	56
グループワーク	61
厚生労働省	13
コミュニケーション	22

さ行

シミュレーション実習	31
助産師	19
心理的安全性	35
診療科分化	21
診療所	56
世界保健機関（WHO）	29
専門職分化	21
総合診療科	19
相互尊重	48
ソーシャルホスピタル	76

た行

多職種連携	iii

タスクシフト	15
地域包括ケアシステム	54
チーム医療	28
チームメンバー	34
データ駆動型社会	8
データサイエンス	1
デジタル化	7

は行

病診連携	52, 69
フォロワーシップ	33
部署間連携	47
プロフェッショナル	iii
保健師	19
保健所	53

ま行

慢性期病院	53

ら行

ライフステージ	72
リーダーシップ	33
リハビリテーション	53
臨床工学技士	27
臨床実習	31

欧文

Interprofessional Education	12

横平政直 (よこひら　まさなお)

経歴

1999年香川医科大学医学部修了．香川大学医学部附属病院，坂出市立病院などで研修，2006年香川大学大学院医学系研究科修了．2006年香川大学医学部腫瘍病理学助手（のち助教に改称），2009年ネブラスカ大学メディカルセンター病理微生物学 留学，2014年香川大学医学部腫瘍病理学准教授，2021年より現職（香川大学医学部医学教育学講座教授／医学部教育センター長）

資格・学会活動・役職等

日本医学教育学会会員，日本病理学会評議員・指導医・専門医，日本臨床細胞学会指導医・専門医，日本毒性病理学会評議員，日本癌学会評議員，Society of Toxicology full membership（USA），日本外科学会認定医，内閣府食品安全委員会添加物専門調査会委員，医学博士

研究テーマ

医学教育，カリキュラム編成，発癌病理学，毒性病理学

駒澤伸泰 (こまざわ　のぶやす)

経歴

2006年大阪大学医学部卒業．宝塚市立病院，兵庫医科大学，兵庫県立がんセンターなどで研修．2013年兵庫医科大学大学院卒業．2013年より大阪医科大学附属病院医療技術シミュレーション室副室長（同・麻酔科学教室助教）．2015年ハワイ大学医学部シミュレーションセンター（SimTiki）留学．2019年大阪医科大学医学教育センター講師．2023年より現職（香川大学医学部地域医療共育推進オフィス特命教授）．

資格・学会活動・役職等

日本麻酔科学会指導医，日本専門医機構認定麻酔科専門医，日本緩和医療学会専門医，日本ペインクリニック学会専門医，日本蘇生学会指導医，医学博士，日本医学シミュレーション学会理事・教育開発部会長，日本シミュレーション医療教育学会理事，The Certified Healthcare Simulation Educator® (Society for Simulation in Healthcare 公認)，日本医学教育学会認定医学教育専門家．

研究テーマ

臨床技能教育，多職種連携教育，地域医療教育，学修支援，医療安全教育，データサイエンス・AI教育．

まずはここから！　多職種連携　　　©

発　行	2023 年 9 月 15 日　　初版 1 刷
監修者	横　平　政　直
著　者	駒　澤　伸　泰
発行者	株式会社　中 外 医 学 社
代表取締役	青　木　　滋
	〒162-0805　東京都新宿区矢来町 62
電　話	(03) 3268-2701 (代)
振替口座	00190-1-98814 番

印刷・製本/三和印刷(株)　　　　　　　＜KH・MU＞
ISBN978-4-498-10920-9　　　　　Printed in Japan